Bhagyashree Chavan
Ajit Jankar
Bhushan Bangar

"Maravilhas dentárias"

Bhagyashree Chavan
Ajit Jankar
Bhushan Bangar

"Maravilhas dentárias"

Desbloquear sorrisos radiantes com overdentures suportadas por implantes

ScienciaScripts

Imprint

Any brand names and product names mentioned in this book are subject to trademark, brand or patent protection and are trademarks or registered trademarks of their respective holders. The use of brand names, product names, common names, trade names, product descriptions etc. even without a particular marking in this work is in no way to be construed to mean that such names may be regarded as unrestricted in respect of trademark and brand protection legislation and could thus be used by anyone.

Cover image: www.ingimage.com

This book is a translation from the original published under ISBN 978-620-7-65099-6.

Publisher:
Sciencia Scripts
is a trademark of
Dodo Books Indian Ocean Ltd. and OmniScriptum S.R.L publishing group

120 High Road, East Finchley, London, N2 9ED, United Kingdom
Str. Armeneasca 28/1, office 1, Chisinau MD-2012, Republic of Moldova, Europe
Printed at: see last page
ISBN: 978-620-7-94259-6

Índice

INTRODUÇÃO

O edentulismo completo é uma condição dentária debilitante que afecta milhões de indivíduos em todo o mundo. As próteses completas são a modalidade de tratamento mais comum e amplamente utilizada na reabilitação do edentulismo. A prótese removível completa maxilar presta um melhor serviço ao doente em termos de retenção, apoio e estabilidade, em comparação com a prótese removível completa mandibular. A principal vantagem na maxila é a presença do palato e a altura do rebordo alveolar residual geralmente substancial. Em conjunto, estas caraterísticas anatómicas proporcionam apoio e estabilidade para a prótese durante a função. A área de suporte para o rebordo mandibular representa um terço da área encontrada na maxila. A ausência do palato como suporte é desfavorável. O rebordo alveolar residual na mandíbula também é importante para a estabilidade, mas a taxa de reabsorção é quatro vezes maior do que na maxila.[1] A mandíbula tem uma área de suporte de prótese pequena, com uma carga maior por milímetro quadrado. Um aumento da reabsorção da crista com o tempo diminui a estabilidade da prótese completa, especialmente as mandibulares. O paciente envelhecido experimenta gradualmente uma maior diminuição da estabilidade da prótese removível completa mandibular em comparação com a prótese maxilar. A utilização de raízes ou implantes retidos pode melhorar a estabilidade de uma prótese removível completa e preservar o rebordo alveolar.[2] Também pode proporcionar retenção se forem utilizados acessórios para encaixar uma contraparte numa sobredentadura. Os artigos de referência de Morrow et al e de Lord e Teel, publicados no ano de 1969, descrevem um tratamento simplificado de sobredentadura utilizando raízes retidas[3,4.] A sobredentadura retida pela raiz é um tratamento previsível porque proporciona uma estabilidade alargada e evita a reabsorção óssea. No entanto, aumenta o custo do tratamento porque envolve tratamento endodôntico eletivo. Foram realizados estudos longitudinais que avaliaram o prognóstico a longo prazo da sobredentadura retida na raiz. Toolson e Taylorin, num estudo de dez anos com pacientes, verificaram que a maioria dos pilares tinha perdido progressivamente tecido aderente e que os pacientes corriam o risco de desenvolver cáries e perder os dentes pilares, a menos que tivessem excelentes cuidados em casa com soluções de flúor e cuidados profissionais.[5] A era da implantologia revolucionou a medicina dentária, incluindo a modalidade de tratamento de sobredentaduras. As sobredentaduras implanto-suportadas proporcionam uma boa oportunidade para os dentistas melhorarem a qualidade de vida e a saúde oral e também proporcionam conforto devido a uma melhor retenção e estabilidade. A utilização de raízes para estabilizar, suportar e reter a sobredentadura é agora substituída pela utilização de implantes, uma abordagem que evita desvantagens como cáries e complicações periodontais. Mericske-Stem, numa comparação entre sobredentaduras retidas por raízes ou implantes, concluiu que a relação custo-eficácia dos implantes é mais favorável do que a tentativa de terapia periodontal e endodôntica heróica para salvar poucos dentes remanescentes.[6] As duas sobredentaduras mandibulares suportadas por implantes têm sido amplamente investigadas. Com base numa análise exaustiva da literatura por um painel de especialistas, o simpósio McGill de 2002 estabeleceu a sobredentadura mandibular completa suportada por dois implantes como o novo padrão de tratamento para o edentulismo da mandíbula.[7]

Os pacientes edêntulos, com reabsorção óssea alveolar mandibular mais ou menos grave, relacionam frequentemente problemas funcionais e psicossociais com a utilização de uma prótese convencional associada à falta de estabilidade e retenção da prótese. A elevada previsibilidade e sobrevivência dos implantes dentários resolvem estes problemas, pelo que o tratamento de uma mandíbula totalmente edêntula com uma sobredentadura implanto-suportada se tornou uma terapia de rotina. Assim, uma sobredentadura retida por 2 ou mais implantes é um tratamento altamente previsível com taxas de sucesso e sobrevivência dos implantes superiores a 95,5%[8,9].

Em comparação com as próteses fixas implanto-suportadas, as sobredentaduras implanto-suportadas requerem menos implantes, procedimentos cirúrgicos menos invasivos e menos dispendiosos, e procedimentos laboratoriais simplificados, utilizando um sistema de retenção pré-fabricado com custos mais baixos, tornando assim o tratamento mais acessível a um maior número de pacientes edêntulos. Têm ainda a vantagem de permitir uma limpeza mais fácil, uma vez que são amovíveis e suportadas por um menor número de implantes[10] O edentulismo é um problema de saúde por resolver, com uma importância e prevalência sustentadas na população idosa. A adaptação ao uso de próteses completas é um processo complexo e deve ser considerada tanto do ponto de vista somático como psicológico. As dificuldades de usar dentaduras têm sido atribuídas a deficiências dos tecidos portadores de dentaduras, fluxo salivar reduzido ou excessivo, tecido vulnerável e reabsorção severa do rebordo. Por isso, é necessário reconhecer, compreender e incorporar determinados factores mecânicos, biológicos e físicos para garantir o sucesso do tratamento de uma prótese total. Estes factores são os determinantes que promovem as propriedades de retenção, estabilidade e suporte na prótese acabada através da sua influência na relação entre a superfície do tecido da base da prótese e a superfície da mucosa dos rebordos edêntulos.[11,12] A gestão protética do paciente edêntulo sempre foi um grande desafio. As próteses completas maxilares e mandibulares têm sido a opção de tratamento tradicional. No entanto, a maioria dos pacientes refere problemas de adaptação à prótese mandibular devido à falta de conforto ou apoio, retenção e estabilidade.

As primeiras provas da utilização de implantes sob a forma de pedaços de concha remontam a 600 d.C. na população Maia. A utilização posterior de implantes osseointegrados em pacientes desdentados foi descrita pelo Dr. Per Ingvar Branemark em 1986.[13]

De acordo com a "Mc Gill Consensus Statement on Overdentures", a restauração da mandíbula edêntula com uma prótese convencional já não é a escolha mais adequada de tratamento protético. A sobredentadura suportada por implantes tornou-se o padrão de tratamento.[14,15] A taxa de sucesso da sobredentadura implanto-suportada varia, dependendo de um fator de acolhimento que difere de paciente para paciente. No entanto, em comparação com os métodos tradicionais de substituição de dentes, a sobredentadura sobre implantes oferece maior longevidade, melhor função, preservação óssea e melhor conforto psicológico. Para muitos pacientes, o facto de serem desdentados deve ser considerado como uma desvantagem no que diz respeito à função oral e ao impacto psicossocial na qualidade de vida. As próteses completas têm sido utilizadas com sucesso para reabilitar a desdentação durante séculos. No entanto, historicamente, eram muito mais prevalentes do que são atualmente e, como tal, em vez de ser um tratamento regular, é algo com que muitos profissionais se deparam com uma raridade crescente. As atitudes dos pacientes em relação ao tratamento dentário também estão a mudar, com uma atitude mais positiva em relação à saúde dentária, um desejo crescente de evitar extracções dentárias e uma opinião cada vez mais negativa em relação às próteses totais convencionais. As exigências crescentes de uma função melhorada e da substituição de dentes fixos, juntamente com a disponibilidade crescente de tratamentos com implantes, levaram a uma maior adoção de próteses que utilizam implantes para retenção e suporte. Embora a prótese total continue a ser o tratamento mais comum para o edentulismo, não está isenta de deficiências significativas. Muitos utilizadores de próteses completas referem dificuldades em mastigar uma variedade de alimentos. Além disso, o uso de próteses completas pode ter um impacto psicológico significativo, que pode afetar a confiança e a participação social. Consequentemente, as declarações de consenso McGill6 e York7 (publicadas em 2002 e 2009, respetivamente) sugeriram que a sobredentadura suportada por dois implantes deveria ser o padrão de primeira escolha para a restauração da mandíbula edêntula[14] . A investigação que sustenta esta ideia salientou a influência que uma sobredentadura suportada por dois implantes pode ter na qualidade de vida relacionada com a saúde oral.

Este livro é uma tentativa de compreender e estudar os diferentes aspectos da sobredentadura com implantes.

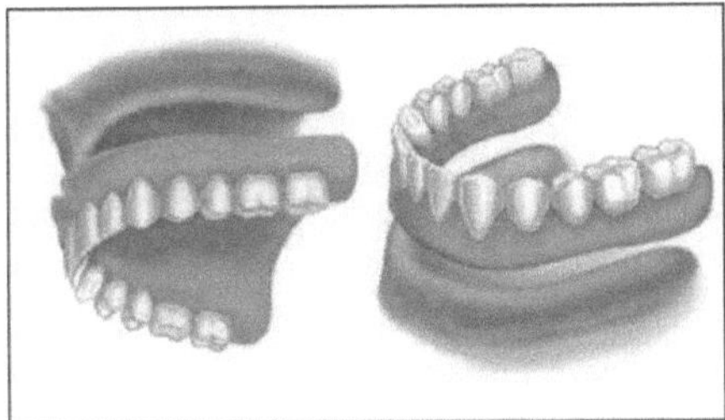

Figura 1: Prótese Completa Removível com Suporte de Tecidos

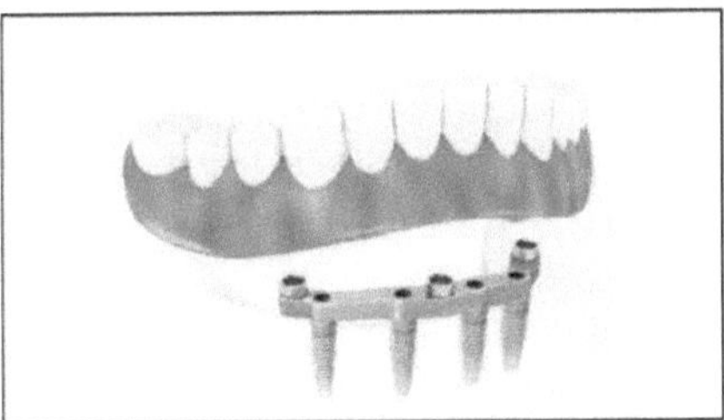

Figura 2: Prótese Completa Removível Suportada por Implantes

REVISÃO DA LITERATURA

Van Steenberghe D, Quirynen M, Calberson L, Demanet M (1987)[16]
Branemark introduziu os implantes endósseos na medicina dentária em 1977.
Alguns anos mais tarde, van Steenberghe et al (1987) relataram a possibilidade de
utilizar overdentures suportadas por dois implantes Brânemark para tratar
problemas de prótese mandibular.

Mericske-Stern R, Steinlin Schaffner T, Marti P, Geering AH (1994)[17]

relataram 97% de sobrevivência de implantes com dois implantes (splintados ou
solitários), independentemente do tecido queratinizado ou da duração do
edentulismo. No final do estudo, foram obtidas radiografias ortopantomográficas
de todos os pacientes para avaliar as estruturas ósseas peri-implantares. Este estudo
demonstrou que a idade avançada, a reduzida destreza dos pacientes idosos e as
condições ambientais das próteses sobredentadas não representam um maior risco
para o desenvolvimento de lesões peri-implantares.

Blair FM, Wassell RW[18] (1996) efectuaram um inquérito para encontrar o
procedimento de descontaminação de moldes mais utilizado. Os resultados
mostraram que (1) eram utilizados muitos desinfectantes e regimes; (2) vários
desinfectantes utilizados não foram especificamente testados quanto à sua eficácia
com materiais de moldagem, (3) embora não exista um protocolo de
desinfeção/esterilização de moldagens universalmente reconhecido, recomenda-se
que todas as moldagens sejam, pelo menos, submetidas a um procedimento de
desinfeção por imersão em hipoclorito de sódio a 1% durante um mínimo de 10
minutos.

Ercoli C, Graser GN, Tallents RH, e Hagan ME[19] (1998) apresentaram um
procedimento alternativo para o fabrico de estruturas supra metálicas. Após a
conclusão da prova de próteses de cera, deve ser feito o índice. Utilizando o índice,
fabrica-se a subestrutura metálica com um encaixe de precisão incorporado que
pode ser aparafusado nas fixações do implante. Sobre esta subestrutura, é
construída uma subestrutura metálica para atuar como um suporte para a prótese
acrílica removível. Para construir o padrão de cera para o fabrico da supraestrutura,
o autor sugeriu a utilização de uma concha termoformada sobre a subestrutura. Em
seguida, a concha deve ser aparada para obter extensões adequadas, e as pérolas e
anéis de retenção devem ser fixados e fundidos. Utilizando o conjunto dos dentes
indicadores, a prótese amovível pode ser encerada e processada. A superestrutura

metálica, devido à sua estreita adaptação, evitou o desgaste e proporcionou uma boa estabilidade para o implante suportado pela prótese.

Matthews JTet al[20] (1999) apresentaram um relatório clínico, onde uma prótese fixa destacável existente foi substituída por uma sobredentadura suportada por implantes. A utilização da sobredentadura corrigiu a estética, o nível do plano oclusal e a disposição dos dentes mandibulares. Com a alteração efectuada, o paciente conseguiu manter uma higiene oral adequada.

William et al[21] (2000) descreveram um método para construir próteses fixas destacáveis suportadas por implantes, mesmo quando existem angulações de implantes inadequadas. Esta pode ser compensada utilizando uma superestrutura de 2 peças. A primeira secção encaixa nos encaixes do implante e tem réplicas do pilar fixadas na região posterior, que actua como um anexo para a segunda secção. A segunda secção contém a resina acrílica e os dentes. Os parafusos de retenção da prótese são colocados diretamente sob a fossa central dos dentes molares. A segunda secção é obtida com dois parafusos esteticamente posicionados e uma fixação anti-rotativa.

Wee AG[22] (2000) realizou um estudo para avaliar os vários materiais de impressão e a sua precisão utilizando a técnica de impressão direta. Os resultados do estudo foram

1. O poliéter de consistência média e os silicones de adição de consistência elevada foram recomendados para a moldagem direta de implantes, com base no rebaixo presente.

2. A técnica de moldagem dupla utilizando um silicone de adição de baixa consistência não foi considerada ideal.

3. Devido à sua rigidez, o poliéter evita a deslocação acidental da coifa de impressão quando a réplica do pilar é apertada.

4. O silicone de adição passa através dos rebaixos em arcadas parcialmente edêntulas, mas deve ter-se cuidado para evitar a rotação acidental da coifa de impressão.

Herbst et al[23] (2000) efectuaram um estudo sobre quatro técnicas de moldagem.

Foram elas: (1) coifas de impressão cónicas não esplintadas, (2) coifas de impressão quadradas não esplintadas, (3) coifas de impressão quadradas esplintadas com resina acrílica autopolimerizável e (4) coifas de impressão quadradas com extensão lateral num dos lados não esplintadas. Os resultados do estudo mostraram que a diferença na precisão dimensional entre as técnicas era clinicamente insignificante. Assim, qualquer uma das quatro técnicas de impressão pode ser utilizada para efetuar uma impressão para uma prótese implanto-suportada.

Dumbrigue HB, Gurun DC, e Javid NS[24] (2000) sugeriram o método para fazer barras de resina acrílica injectando resina numa palhinha. Posteriormente, utilizou estas barras de resina para esplintar as coifas de transferência. Isto ajudou na transferência exacta da posição e orientação do implante da boca para o molde mestre.

Rodrigues AHC[25] (2000) sugeriu um método de reforço de overdentures mandibulares. As overdentures mandibulares suportadas por implantes são propensas a fracturas na região anterior. Isto deve-se ao facto de a parte anterior da prótese estar enfraquecida pela presença de barras e clipes. O autor descreveu dois métodos de reforço da prótese utilizando um reforço fundido, que se encaixa nas ranhuras feitas nas cristas dos dentes de resina acrílica. As desvantagens da utilização de estruturas metálicas são: o facto de serem caras, demoradas e inestéticas.

Duncan JP, Freilich MA, e Latvis CJ[26] (2000) descreveram um método de reforço da sobredentadura suportada por implantes utilizando a estrutura de compósito reforçado com fibras. Este método ultrapassa os problemas da estrutura metálica, como o custo, o tempo despendido, a natureza opaca, os potenciais perigos da utilização de ligas de Cr-Co e Ni-Cr e a corrosão entre metais dissimilares da estrutura e dos clipes de retenção. O compósito reforçado com fibra é translúcido, da cor do dente, liga-se mecânica e quimicamente à resina da prótese e a resistência à flexão está na gama de ligas utilizadas para FPD. Assim, este é um método fácil e eficiente de substituir uma estrutura metálica.

Sadowsky SJ (2001)[27] analisou a literatura sobre sobredentaduras de implantes mandibulares para clarificar os factores críticos no planeamento do tratamento com base na preservação óssea, efeito no maxilar antagonista, número de implantes necessários, design de ancoragem, carga imediata, manutenção e satisfação do paciente. Com base na literatura disponível, foram considerados os seguintes conceitos de tratamento clínico:
1. A sobredentadura mandibular retida por implantes na região interforaminal parece manter o osso na mandíbula anterior. 2. Em pacientes mais jovens ou edêntulos há menos de 10 anos, uma prótese fixa sobre implantes pode preservar melhor o osso posterior do que uma sobredentadura sobre implantes na mandíbula. 3. Embora os relatos sejam contraditórios, os pacientes com sobredentaduras de implantes mandibulares podem sentir uma perda de ajuste das suas próteses antagonistas. Os esquemas oclusais sem contacto anterior na posição de relação cêntrica e com um contacto anterior mínimo nas excursões podem reduzir o efeito da síndrome da combinação. Devem ser agendadas consultas frequentes para avaliar a estabilidade e a retenção, e devem ser efectuadas recolocações das próteses quando necessário. 4. Parece que a retenção, a estabilidade e a capacidade de mastigação melhoram apenas ligeiramente com uma sobredentadura mandibular suportada por implantes, em comparação com uma sobredentadura suportada por implantes-mucosa. 5. Podem ser recomendados implantes múltiplos para a sobredentadura mandibular quando existe uma anatomia sensível do maxilar, forças oclusais acrescidas ou necessidades de retenção elevadas, ou quando o comprimento do implante parece ser menos dispendioso, menos sensível à técnica e mais adaptável a arcadas cónicas. No entanto, os encaixes esféricos parecem ser menos retentivos do que o desenho em barra. 7. A utilização de implantes de carga imediata na mandíbula anterior para o desenho da sobredentadura é um conceito de tratamento prometedor. 8. As sobredentaduras retidas por dois implantes na mandíbula anterior parecem demonstrar uma maior carga de manutenção durante o primeiro ano do que nos anos subsequentes. 9. Parece não haver diferença estatística quando a manutenção a longo prazo é comparada entre as sobredentaduras de implantes mandibulares retidas por dois implantes em contraste com as retidas por três ou mais implantes. 10. As sobredentaduras de implantes mandibulares parecem apresentar índices de satisfação do paciente mais elevados do que as próteses completas, mesmo em pacientes que foram submetidos a cirurgia pré-protética. 11. O paciente parece estar igualmente satisfeito com uma prótese completa fixa sobre implantes ou uma sobredentadura removível sobre implantes em

a mandíbula. Os pacientes que consideram a estabilidade mais importante do que a higiene tendem a escolher uma prótese fixa. 12. Quando o sistema de ancoragem ou o número de implantes é variado, pode não haver diferenças significativas na satisfação com pacientes edêntulos moderadamente reabsorvidos restaurados com overdentures de implantes mandibulares.

Daovdi MF, Setchell DJ e Searson LJ[28] (2001) efectuaram um estudo para avaliar a precisão de diferentes procedimentos de moldagem de implantes. Foram utilizadas duas técnicas de moldagem: (i) o método de reposicionamento ao nível do implante, utilizando uma coifa de moldagem de implante cónica e (ii) a técnica de moldagem pick-up, utilizando uma coifa de moldagem de plástico. Foram utilizados dois materiais de moldagem (1) poliéter e (2) polivinil siloxano. Os resultados do estudo mostraram que as maiores variações na posição análoga e os erros rotacionais eram suficientemente grandes para serem motivo de preocupação clínica na técnica de reposicionamento do que na técnica de moldagem pick-up. Não foram encontradas diferenças significativas entre os dois materiais de moldagem utilizados.

Williams BH, Ochiai KT, Hoho S, Nishimura R, e Caputo AA[29] (2001) efectuaram um estudo para avaliar as caraterísticas de retenção inicial de cinco desenhos de sobredentaduras maxilares sobre implantes sob forças de deslocação invitro. Os encaixes utilizados foram (1) quatro grampos de suporte de plástico com uma barra EDS, (2) dois grampos de suporte de plástico com uma barra EDS idêntica, (3) dois grampos de suporte com dois encaixes ERA posteriores, (4) três encaixes Zaag numa barra e (5) quatro encaixes Zaag sem barra. Os resultados do estudo registaram o valor de retenção mais elevado para o desenho combinado de clipe ERA e suporte, menos para o desenho de dois clipes de suporte. A retenção de todos os modelos diminuiu ao longo de 10 puxões consecutivos.

Choy E, Reimer D[30] (2001) descreveram uma técnica laboratorial para processar diretamente o conjunto da barra com o molde mestre. Esta técnica permite um alinhamento preciso da caixa metálica que é utilizada para segurar os clipes de retenção e os encaixes ERA na prótese sobredentada. Garante um ajuste preciso dos elementos de retenção aquando da entrega da sobredentadura. A utilização da caixa metálica (1) facilita a fácil remoção e substituição de um encaixe de matriz durante as consultas de revisão e (2) assegura o alinhamento e a retenção corretos do conjunto da barra suportada pelo implante.

Ku YC et al[31] (2002) descreveram o método de utilização de anéis de borracha para bloquear os pilares antes de efetuar um procedimento de moldagem de recolha.

Keys LG, Alarcon EK[32] (2002) descreveram a utilização de espaçadores de borracha ortodôntica para bloquear os rebaixos formados pela base dos encaixes. Isto é muito útil no procedimento de recolha direta das matrizes na construção de próteses de sobredentadura.

Proussaefs P[33] (2002) descreveu um método de utilização de um padrão de cera de diagnóstico maxilar aparafusado. A técnica descrita destina-se a ser utilizada após a cirurgia de segunda fase, quando as fixações podem fornecer retenção e suporte para o padrão de cera. Esta técnica permite que tanto o dentista como o paciente avaliem a estética, a fonética, os contornos e a cleansibilidade da prótese planeada. Uma matriz de silicone feita no padrão de cera aprovado ajudará a fresar os pilares personalizados para obter o perfil de emergência correto.

Vigolo P, Majzoub Z, e Cordioli G[34] (2003) avaliaram três técnicas de moldagem utilizando poliéter. As técnicas utilizaram (1) coifas de moldagem quadradas não modificadas, (2) coifas de moldagem quadradas unidas por resina acrílica autopolimerizável e (3) coifas de moldagem quadradas com partículas transportadas pelo ar, abrasivas e revestidas com adesivo de moldagem. Os moldes foram feitos com pinos de matriz amovíveis a partir da impressão. Após 24 horas, a adaptação do modelo metálico de referência foi verificada em cada molde, tanto visualmente como utilizando um projetor de perfis. Os resultados mostraram que as técnicas de moldagem, quer o método de esplintagem com resina autopolimerizável, quer a modificação das coifas de moldagem (abrasão com partículas transportadas pelo ar e revestimento adesivo) podem produzir um molde mestre preciso.

Burns J, Palmer R, Howe L, e Wilson R[35] (2003) investigaram a exatidão das impressões de moldeira aberta utilizando moldes de stock e moldes personalizados para efetuar impressões ao nível dos implantes. Foi utilizado material de moldagem de poliéter. Os tipos de moldeiras foram (1) moldeiras de policarbonato, (2) moldeiras personalizadas de ajuste apertado utilizando material de molde fotopolimerizável com espaçador de cera de 3 mm e (3) moldeiras personalizadas espaçadas utilizando material de molde fotopolimerizável com espaço de 10 mm. As medições foram efectuadas através da verificação do ajuste das estruturas de referência nos moldes. Os resultados do estudo mostraram que as moldeiras personalizadas produziram impressões mais precisas do que as moldeiras de estoque.

Sadig WM[36] (2003) descreveu este método de incorporação dos clips de nylon da barra de Hader na base da prótese. O método é uma combinação de técnicas diretas e indirectas. Esta técnica é mais vantajosa quando comparada com as técnicas direta e indireta. A prótese fabricada por este método tem uma boa adaptação ao rebordo residual. Os clips podem ser facilmente incorporados e substituídos. A superestrutura metálica utilizada permite sempre o posicionamento correto dos clips e reforça a prótese

Celik G, Uludag B (2007)[37] comparou as caraterísticas de transferência de carga de quatro sistemas de fixação para três designs de sobredentaduras mandibulares implanto-suportadas para implantes orientados verticalmente e inclinados. Foram fabricados dois modelos mandibulares fotoelásticos com três implantes do tipo parafuso incorporados na região interforaminal. No primeiro modelo, os implantes estavam paralelos entre si e orientados verticalmente. No segundo modelo, um implante na linha média foi orientado verticalmente, e os outros dois implantes foram posicionados 20 graus divergentes do implante central. Foram estudados quatro mecanismos de retenção para cada modelo: o Locator, o Swiss plus ball, a barra Bredent e a barra-bola Bredent. Foi aplicada uma força vertical de 135 N unilateralmente na fossa central do primeiro molar direito. As tensões resultantes que se desenvolveram na estrutura de suporte foram monitorizadas fotoelasticamente e registadas fotograficamente. Os resultados deste estudo mostraram que, para os designs de sobredentaduras de 3 implantes esplintados e não pintados avaliados, foram observadas tensões moderadas e de baixo nível com diferentes sistemas de fixação. Tanto para os implantes orientados verticalmente como para os implantes inclinados, o sistema de fixação bar-ball produziu o nível de tensão mais baixo. O estudo concluiu que, para os designs de implantes verticais e inclinados, a tensão mais baixa foi transferida para todos os implantes com o sistema de fixação bar-ball, enquanto foram observadas tensões moderadas nos implantes do lado carregado com sistemas de fixação sem pintura. O nível de tensão mais elevado observado com todos os sistemas de fixação foi moderado. Para o desenho do implante vertical, as tensões observadas foram distribuídas por todos os implantes, exceto com o sistema de fixação com bola, que demonstrou tensões pouco perceptíveis no implante do lado não carregado. Concluíram que, para os desenhos de implantes verticais e inclinados, a tensão mais baixa foi transferida para todos os implantes com o sistema de fixação barra-esfera, enquanto foram observadas tensões moderadas nos implantes do lado carregado com sistemas de fixação sem pintura.

Ibrahim AM, Radi IAW (2009)[38] efectuou um estudo para explorar se a bola auto-paralelizante ou o acessório localizador era melhor utilizado para reter overdentures mandibulares sobre implantes angulados. O estudo foi realizado em catorze pacientes completamente desdentados; cada um recebeu dois implantes intencionalmente inclinados nas regiões dos caninos mandibulares. Os pacientes foram então divididos aleatoriamente em dois grupos iguais. Nos pacientes do grupo I, as sobredentaduras mandibulares foram retidas pelos attachments localizadores, enquanto que nos pacientes do grupo II a retenção das sobredentaduras foi principalmente derivada da bola auto-paralelizante (spheroflex). Os implantes foram então radiografados seguindo a técnica de paralelização de cone longo no momento da inserção da prótese, 6, 12 e 18 meses depois. A altura do osso nas superfícies proximais dos implantes foi medida com o auxílio do sistema computorizado Digora. Concluíram que o acessório Locator com macho verde de alcance alargado, quando utilizado para reter sobredentaduras mandibulares retidas por implantes, pode oferecer uma melhor preservação óssea à volta de implantes angulados do que a bola auto-paralelizante.

Cakarer S, Can T, Yaltirik M e Keskin C (2011)[39] conceberam um estudo para comparar os sistemas de encaixe Ball, Bar e Locator relativamente às complicações associadas a sobredentaduras, encaixes e implantes. O objetivo deste estudo clínico foi avaliar as complicações associadas aos diferentes encaixes utilizados em overdentures suportadas por implantes, incluindo problemas protéticos e falhas de implantes. Um total de 36 pacientes edêntulos (20 mulheres, 16 homens) com uma idade média de 66,3 anos, foram incluídos no estudo. Os pacientes foram tratados com 95 implantes, para a restauração protética da maxila ou da mandíbula. Foram registadas e avaliadas as complicações protéticas, incluindo overdentures fracturadas, substituições de clipes de fixação e retenção O-ring, falhas de implantes, problemas de higiene, aumentos da mucosa, fracturas de fixação, perda de retenção e deslocação das fixações. Este estudo concluiu que o sistema localizador apresentou resultados clínicos superiores aos dos encaixes em bola e em barra, no que respeita à taxa de complicações protéticas e à manutenção da função oral.

Savadi R. e Goyal C.4[0] (2011) efectuaram uma análise tridimensional de elementos finitos de um implante de forma radicular suportado por uma prótese, durante a carga axial e não axial de dois implantes de titânio-alumínio-vanádio com revestimento poroso. Foram aplicadas as forças mastigatórias: uma carga axial de 35 N, uma carga horizontal de e uma carga oblíqua de 120 N, para as duas qualidades de osso esponjoso.

Hae Yong Hong et al (2012)[41] Realizaram um estudo para analisar e comparar o nível e a distribuição das tensões ósseas peri-implantares associadas a sobredentaduras de dois implantes mandibulares com diferentes posições de implante, angulação e altura de fixação. Construíram modelos matemáticos de mandíbulas e overdentures utilizando um software de análise de elementos finitos. Foram colocados dois implantes intra-ósseos e sistemas de fixação esféricos na região interforaminal. A sobredentadura, que foi suportada pelos dois implantes, foi projectada para suportar cargas mastigatórias verticais bilaterais e unilaterais (total de 100 N). No total, foram testados oito tipos de modelos, que diferiam de acordo com as posições atribuídas aos implantes, a altura dos encaixes e a angulação MI (modelo com implantes posicionados nos locais dos incisivos laterais), MC (implantes nos locais dos caninos), MP (implantes nos locais dos pré-molares), MI-Hi (maior altura de attachments), MC-M (implantes de caninos colocados com inclinação mesial), MC-D (implantes de caninos colocados com inclinação distal), MC-B (implantes de caninos colocados com inclinação vestibular) e MC-L (implantes de caninos colocados com inclinação lingual). Os resultados deste estudo indicaram que os níveis de tensão óssea peri-implantar associados a sobredentaduras retidas por implantes de incisivos laterais resultaram nos níveis de tensão mais baixos e na maior eficiência na distribuição da tensão peri-implantar. As MI-Hi apresentaram níveis de tensão mais elevados e uma menor eficiência na distribuição da tensão. À medida que os implantes eram inclinados, os níveis de tensão aumentavam e a eficiência da distribuição de tensão diminuía. Entre os modelos inclinados, o MC-B apresentou o nível de tensão mais baixo e a melhor eficiência na distribuição da tensão. Concluíram que a tensão mais baixa e a melhor estabilidade dos implantes em sobredentaduras mandibulares de dois implantes foram obtidas quando os implantes foram inseridos em áreas de incisivos laterais com fixações mais curtas e foram colocados paralelamente aos eixos longos dos dentes.

Oguz Ozan e Serhat Ramoglu (2015)[42] realizaram um estudo para avaliar o efeito das diferenças de altura do implante em diferentes tipos de fixação e osso peri-implantar em duas sobredentaduras suportadas por implantes mandibulares, utilizando um estudo de elementos finitos 3D. O objetivo deste estudo foi comparar dois sistemas de fixação diferentes. Seis modelos com encaixes tipo bola e 6 modelos com encaixes tipo localizador, com o implante esquerdo posicionado unilateralmente a diferentes níveis de altura, foram sujeitos a 3 condições de carga (anterior, posterior direita e posterior esquerda). A tensão e a deformação equivalentes de von Mises foram analisadas utilizando a análise tridimensional de elementos finitos. Os resultados deste estudo mostraram que as configurações em que os implantes apresentavam diferenças de altura de 3 mm no nível ósseo apresentaram os resultados mais bem sucedidos no osso peri-implantar. Quando se compararam as tensões nos attachments, obtiveram-se maiores valores de tensão nos attachments esféricos. Este estudo concluiu que as configurações com uma diferença de altura considerável (3 mm) entre os quadrantes da mandíbula no segmento anterior apresentaram os resultados mais bem sucedidos no osso pré-implantar. Pelo contrário, foram observados valores de tensão máximos à volta do implante nos modelos com uma diferença de altura óssea menor (1 mm), o que pode exigir o nivelamento do osso durante a cirurgia. No entanto, estes resultados devem ser corroborados com estudos clínicos. Este estudo também afirmou que a distribuição da tensão é menor com a utilização do acessório localizador.

Bedi S, Thomas R, Shah R e Mehta D.S.[43] (2015) efectuaram um estudo para verificar o efeito da inclinação da cúspide na distribuição da tensão e na deslocação do implante em diferentes qualidades ósseas para um implante de um único dente. Para o efeito, foi construído um modelo 3D com densidades ósseas D1 e D4 para receber o implante. Foram modeladas três coroas de cerâmica com diferentes inclinações da cúspide 0^0, 10^0, e 300, e foi aplicada uma carga mecânica de 202,23N às coroas com inclinações variáveis. Concluíram que a concentração máxima de tensões no osso cortical foi observada à volta do colo dos implantes. Foram geradas tensões mais elevadas em D4 do que em D1.

Shastry T, Anupama N. M, Shetty S, Nalinakshamma M.[44] (2015) compararam a alteração da força de retenção e o binário de remoção dos três sistemas de fixação durante a simulação do ciclo de inserção-remoção. Os modelos mandibulares edêntulos foram feitos de resina de polimetilmetacrilato curada pelo calor. Na região intra-foraminal, foram colocadas duas réplicas de implantes (CMI) com um diâmetro de 3,75 mm e um comprimento de 10 mm. Foram colocadas sobredentaduras de resina acrílica com três sistemas de fixação diferentes: fixação pré-fabricada de bola/anel, fixação de barra e clipe Hader e fixação de implante tipo Stud. Cada modelo foi sujeito a 100 puxões para deslocar a sobredentadura. Concluiu-se que o encaixe bola/anel tinha uma maior retenção em comparação com o encaixe localizador. Verificou-se que o encaixe de barra e clipe apresentava o pico mais elevado, bem como a força de retenção média mais elevada.

Reda K.M, Torky I.R., e Gendy M.N.[45] (2016) compararam a força de retenção de três tipos diferentes de sistemas de fixação de sobredentaduras. Vinte e um blocos de resina acrílica foram preparados e divididos em três grupos de estudo: Grupo A (acessório de encaixe) -.10 espécimes, Grupo B (acessório localizador) - .1 espécime, e Grupo C (acessório syncone). Em todos os espécimes foi utilizado um único bloco retangular de resina acrílica termopolimerizável com dois análogos de implantes separados por 22 mm. Cada amostra foi submetida a 5500 ciclos de inserção e remoção na presença de saliva artificial. Verificou-se que a maior retenção foi registada no encaixe do localizador seguido do encaixe de pressão.

Hasan I, Mardalis C, Keilig L, et al[46] (2016) mediram as forças de mordida de pacientes edêntulos com próteses completas e pacientes após receberem overdentures suportadas por implantes. Incluíram 26 pacientes, dos quais 10 pacientes receberam dois a quatro implantes convencionais e 16 pacientes receberam quatro a cinco mini-implantes. Todos os pacientes acima referidos receberam sobredentaduras mandibulares com encaixes de bola/borracha e próteses completas para a maxila. As forças de mordida foram registadas utilizando folhas de pressão pré-escalonadas. Concluíram que houve um aumento significativo da força de mordida após a inserção de implantes. No entanto, não foi encontrada qualquer diferença significativa entre os dois sistemas de implantes.

ELsyad M. A., Ghany Kabil A. A., e Mekawy N.[47] (2017) realizaram um estudo para avaliar o efeito da posição do implante e do comprimento do vão edêntulo nas tensões à volta dos implantes em sobredentaduras parciais de extensão distal sem fecho. Construíram 4 modelos de extensão distal bilateral nos quais foram colocados 2 implantes em cada um. Com base na colocação dos implantes, estes foram categorizados em

dois grupos. O grupo 1 com colocação de implante mesial e o grupo 2 com colocação distal. Cada grupo foi ainda dividido em dois subtipos. O subgrupo a, de longo alcance, e o subgrupo b, de curto alcance. As tensões foram calculadas utilizando um extensómetro após a aplicação de uma carga de 60 N. A colocação distal do implante registou uma tensão peri-implantar significativamente mais elevada e a sela longa registou um aumento da tensão peri-implantar.

Nogueira T E, Oliveira F M, Barcelos B A et al[48] (2018) avaliaram os resultados clínicos do tratamento de sobredentadura mandibular suportada por um único implante. Um implante hexagonal foi inserido na mandíbula de 45 usuários de próteses completas, dos quais a carga imediata foi feita em 38 pacientes e a avaliação dos resultados de qualidade foi feita, incluindo a satisfação do paciente e a qualidade de vida relacionada à saúde bucal. Concluíram que a taxa de sobrevivência pós-carregamento foi de 95,3% e que a prótese mandibular de implante único é uma alternativa viável para pacientes mal adaptados à prótese mandibular, aumentando assim a satisfação do paciente e a sua qualidade de vida

Robinson D, Louis A, Gatti A et al[49] (2019) desenvolveram um modelo computacional de um primeiro pré-molar natural e implantes dentários para quantificar a sua resposta ao carregamento da superfície oclusal. A carga oclusal foi estimulada através da aplicação de uma força pontual em sete pontos de referência em cada coroa. As medições foram registadas utilizando um extensómetro. Concluíram que o dente natural tem uma melhor adaptabilidade devido à pdl e, por conseguinte, menores magnitudes de tensão-deformação no osso alveolar.

Jaymit Patel e David Gray[50] (2021) analisaram a sobredentadura implanto-suportada e concluíram que a capacidade de fornecer próteses completas de alta qualidade é uma competência fundamental para o médico dentista generalista. A introdução de novos acessórios para implantes e tecnologias dentárias abriu a possibilidade de uma grande variedade de opções de tratamento quando se consideram as sobredentaduras implanto-suportadas (ISODs). Uma compreensão completa das vantagens e desvantagens das ISODs é essencial para assegurar um planeamento, consentimento e manutenção adequados do tratamento. A primeira parte deste documento discutiu o papel das ISODs e os diferentes sistemas de fixação disponíveis. Esta segunda parte irá explorar as considerações relevantes do planeamento do tratamento e os requisitos de manutenção.

Bharat Mirchandani, Ting Zhou, Artak Heboyan, Sirasa Yodmongkol e Borvornwut Buranawat[51] efectuaram uma revisão dos aspectos biomecânicos de vários acessórios para sobredentaduras sobre implantes e concluíram que se registaram recentemente desenvolvimentos tecnológicos consideráveis no que respeita aos acessórios para sobredentaduras sobre implantes. Este estudo apresenta uma visão geral dos aspectos biomecânicos e biomoleculares de vários acessórios para sobredentaduras de implantes. Os artigos disponíveis sobre attachments para sobredentaduras de implantes foram revistos de janeiro de 1980 a agosto de 2021 nas fontes ScienceDirect, MEDLINEZPubMed e Web of Science, e os estudos relevantes foram incluídos neste estudo. Centrámo-nos nos seguintes tópicos: sistemas de encaixe, retenção de vários encaixes, distribuição de tensão com diferentes encaixes, design e fabrico de encaixes, técnicas digitais em encaixes de sobredentadura e os efeitos dos encaixes na saúde periimplantar. Verificámos que a resina plástica é normalmente utilizada para encaixes de bola e barra, enquanto a resina de nylon é normalmente utilizada para encaixes localizadores. O sistema localizador oferece uma opção de fixação valiosa para sobredentaduras retidas por implantes. A retenção do encaixe diminui enquanto a força lateral aumenta com a inclinação do implante na sobredentadura. Quanto maior for a retenção de um acessório de sobredentadura, maiores serão as tensões transferidas. Além disso, a carga do clip produz mais tensão nos implantes e nos elementos de precisão do que as próteses retidas por barra. Como tal, concluímos que os sistemas de bola e localizador são os melhores sistemas de sobredentadura devido à sua resposta superior dos tecidos, taxa de sobrevivência e satisfação do paciente.

CLASSIFICAÇÃO DAS ARCADAS ÓSSEAS E DESDENTADAS

A disponibilidade de osso suficiente é uma condição indispensável para a colocação de implantes. Se o osso parecer insuficiente, é necessário efetuar procedimentos de aumento ósseo antes ou durante a colocação do implante.

Foram propostas várias classificações para classificar o osso disponível, tanto a nível quantitativo como qualitativo.

CLASSIFICAÇÃO DE ATWOOD[52]

Atwood propôs uma classificação para uma mandíbula edêntula. Nesta classificação, foi considerada a reabsorção óssea na direção horizontal. As medições foram feitas numa secção transversal da mandíbula no local do incisivo central. A sua classificação dos estágios de reabsorção é a seguinte (Fig. 4):

1. **Classe I:** Alvéolo dentário.

2. **Classe II:** Alvéolo após extração.

3. **Classe III:** Processo alveolar alto.

4. **Classe IV:** Processo alveolar alto e estreito.

5. **Classe V:** Processo alveolar plano e arredondado.

6. **Classe VI:** Processo alveolar côncavo e plano.

Destas, a classe III e superior representam de facto fases de reabsorção óssea.

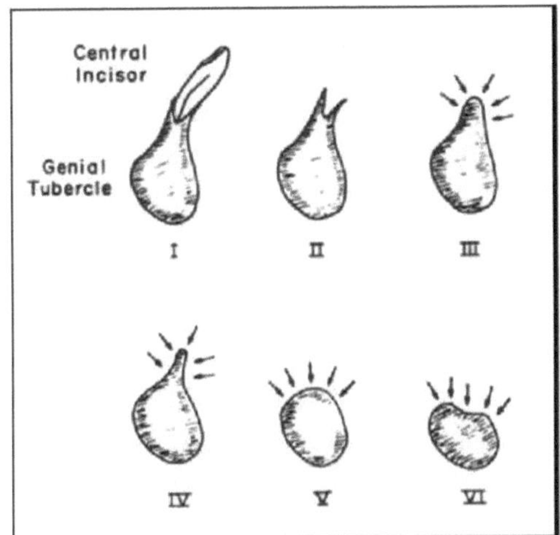

Figura 3: Classificação de Atwood

CLASSIFICAÇÃO SIBERT:[53]

Seibert classificou o osso relativamente à localização da perda de osso que ocorre. (Fig. 5)

1. **Classe I:** Envolve perda óssea apenas na largura vestibulolingual.

2. **Classe II:** Envolve uma perda apenas na altura apicocoronal.

3. **Classe III:** É uma combinação de perda bucolingual e apicocoronal.

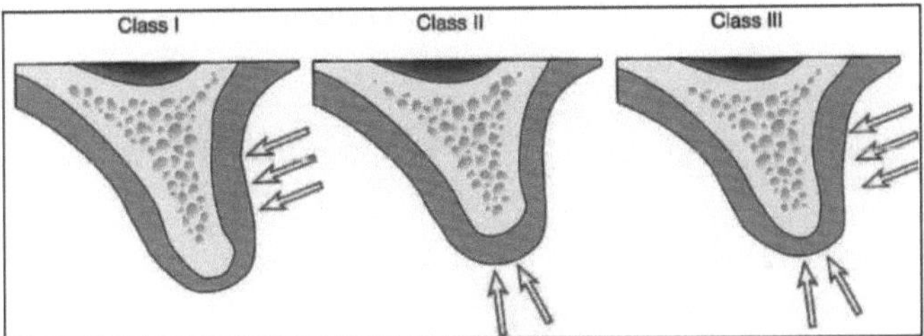

Fig 4 : Classificação de Seibert

CLASSIFICAÇÃO DE CAWOOD E HOWELL[54]

Cawood e Howell também apresentaram uma classificação da maxila e da mandíbula reabsorvidas. Verificaram que a forma do processo basilar da mandíbula e da maxila permanece relativamente estável, enquanto as alterações na forma do processo alveolar são significativas tanto no eixo vertical como no horizontal e seguem um padrão previsível. Eles propuseram os seguintes estágios de reabsorção (Fig. 6):

1. **Classe I:** Crista dentada.

2. **Classe II:** Crista diretamente após a extração.

3. **Classe III:** Crista larga e arredondada com altura e largura adequadas.

4. **Classe IV:** Cumeeira em forma de faca com altura suficiente mas largura insuficiente.

5. **Classe V:** Cumeeira plana com altura e largura insuficientes.

6. **Classe VI:** Crista deprimida com uma superfície em forma de taça.

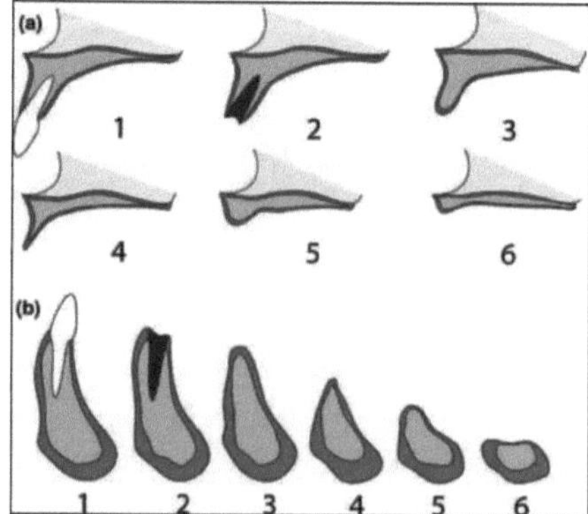

Fig 5 : Classificação de Cawood e Howell

CLASSIFICAÇÃO de **LEKHOLM e ZARB**[55]

Lekholm e Zarb apresentaram outra classificação para a atrofia da maxila e da mandíbula. Classificaram o osso de acordo com a forma (Fig. 7) e a qualidade (Fig. 8).
Formas:
1. **A:** Rebordo alveolar praticamente intacto.

2. **B:** Reabsorção ligeira do rebordo alveolar.

3. **C:** Reabsorção avançada do rebordo alveolar até à base da arcada dentária.

4. **D:** Reabsorção inicial da base da arcada dentária.

5. **E:** Reabsorção extrema da base da arcada dentária.

Qualidade:

1. **Tipo 1:** Osso cortical homogéneo.

2. **ᵀypᵉ 2** : Osso cortical espesso com cavidade medular.

3. **ᵀypᵉ 3** : Osso cortical fino com osso trabecular denso de boa resistência.

4. **Tipo 4:** Osso cortical muito fino com osso trabecular de baixa densidade e fraca resistência.

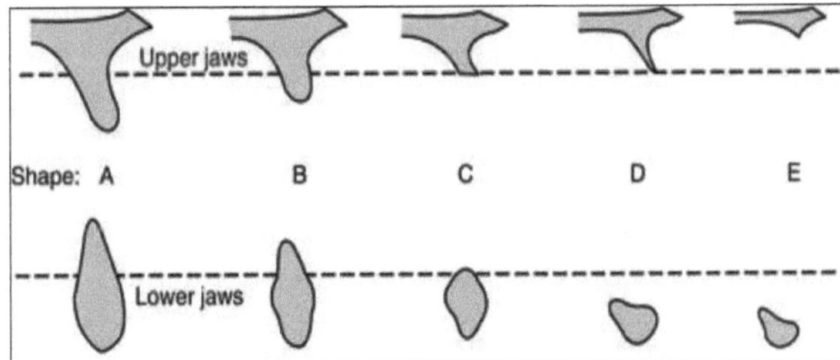

Fig 6 : Classificação de Lekholm e Zarb: Formas

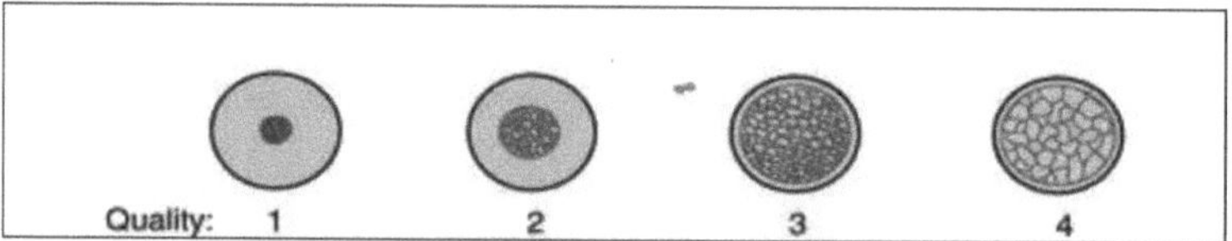

Fig. 7: Classificação de Lekholm e Zarb: Qualidade

CLASSIFICAÇÃO DE MISCH E JUDY:[56 ,57]

Este sistema de classificação é o mais amplamente aceite. Misch e Judy classificaram o osso disponível no local proposto para o implante em quatro tipos:

1. **Divisão A:** osso abundante.

2. **Divisão B:** osso insuficiente.

3. **Divisão C:** osso comprometido.

4. **Divisão D:** osso deficiente.

Descreve a quantidade de osso na área edêntula considerada para a inserção do implante. É medida em termos de altura, largura, comprimento, angulação entre as próteses e o osso, e rácio coroa/implante/corpo (Fig. 9). A classificação ajuda no planeamento do tratamento e na seleção de implantes. É determinada utilizando radiografias e tomografias computorizadas.

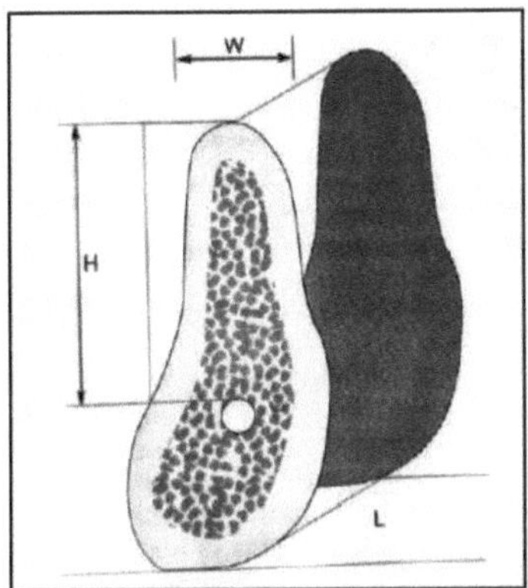

Fig 8: Cálculo da altura, largura e comprimento do osso disponível

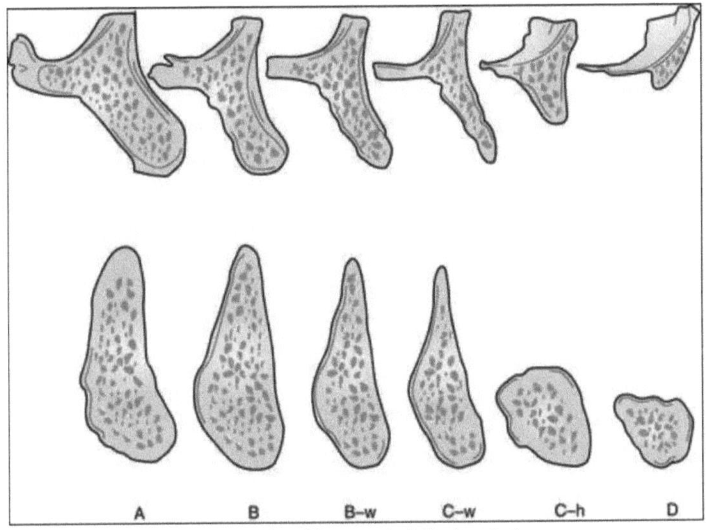

Fig. 9: Classificação de Misch e Judy

Divisão A (Fig. 10)

- Mais de 5 mm de largura.
- Mais de 12 mm de altura.
- Mais de 7 mm de comprimento.
- Relação coroa/implante inferior a 1.
- Angulação de 25°.

2. Divisão B (Fig. 10)

- 2,5-5 mm de largura.
- Mais de 12 mm de altura.
- Mais de 6 mm de comprimento.
- Relação coroa/implante inferior a 1.
- 20° de angulação.

3. Divisão C (Fig. 10)

- 0-2,5 mm de largura (C-w) - largura deficiente.
- Altura inferior a 12 mm (C-h) - altura deficiente.
- Mais de 30° de angulação.
- Mais de 1 coroa: rácio implante.

4. Divisão D (Fig. 10)

- Atrofia grave.
- Perda óssea basal - maxila plana, mandíbula fina como um lápis.
- Mais de 1 coroa: rácio implante.

CLASSIFICAÇÃO DAS ARCAS COMPLETAMENTE EDENTULOSAS - A
classificação do osso disponível feita por Misch e Judy é a base da classificação das arcadas completamente edêntulas, também feita por Misch[11] . O objetivo desta classificação é permitir a comunicação não só do volume ósseo, mas também da sua localização e do plano de tratamento para o tipo específico.

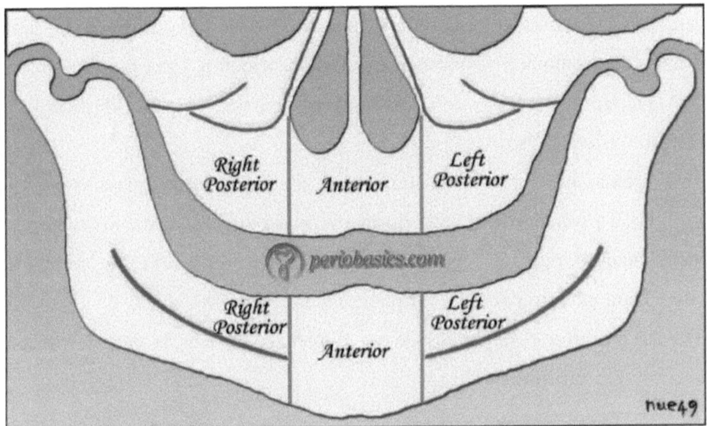

Fig. 10: Divisão das arcadas edêntulas em 3 segmentos

Misch dividiu as arcadas edêntulas em três segmentos (Fig. 11):

1. Anterior:

o Maxila - entre as áreas do 1º pré-molar de cada lado.

o Mandíbula - entre os forames mentais de cada lado.

2. Posterior direito.

3. Posterior esquerdo.

Classificou os tipos de ossos como:

1. **Tipo I**: O volume de osso disponível é semelhante nos três segmentos.

2. **Tipo II**: O volume de osso disponível é semelhante posteriormente, mas diferente anteriormente.

3. **Tipo III**: O volume de osso disponível é diferente nos três segmentos.

Uma prótese totalmente fixa com suporte de implante anterior e posterior só é possível quando o osso da divisão A e/ou da divisão B está disponível nos três segmentos. Uma prótese híbrida/sobredentadura proporciona um melhor suporte labial e estética se houver reabsorção óssea anteriormente. Uma prótese híbrida é possível quando existe osso deficiente posteriormente, mas anteriormente deve existir osso da divisão A/divisão B.

Uma sobredentadura é possível quando existe osso da divisão A/divisão B/divisão C e, por vezes, até da divisão D anteriormente, mas osso deficiente posteriormente. A sobredentadura maxilar requer mais implantes (mínimo de 4), enquanto a sobredentadura mandibular pode ser planeada com dois implantes.

Uma região posterior deficiente pode ser aumentada através de enxerto ósseo, só então é possível uma prótese fixa.

CLASSIFICAÇÃO DAS OPÇÕES PROTÉTICAS DE IMPLANTES

As opções protéticas em implantologia foram classificadas por Misch (1989)[57] da seguinte forma (Fig. 12, 13): (PF - Prótese Fixa, RP - Prótese Removível)

1.FP-1.

2. FP-2.

3. FP-3.

4. RP-4.

5. RP-5.

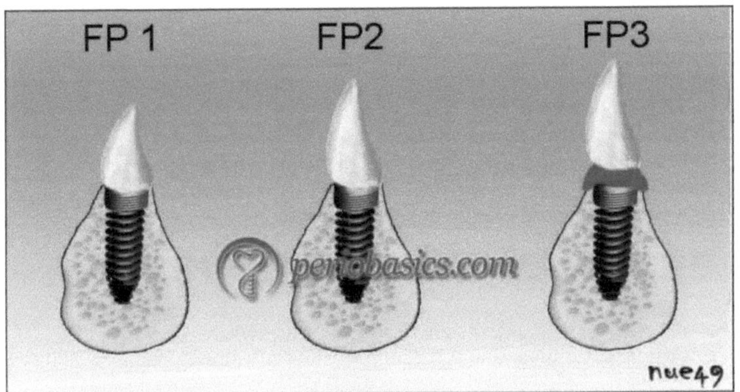

Fig. 11: Classificação das opções protéticas de implantes: FP-1, FP-2, FP-3

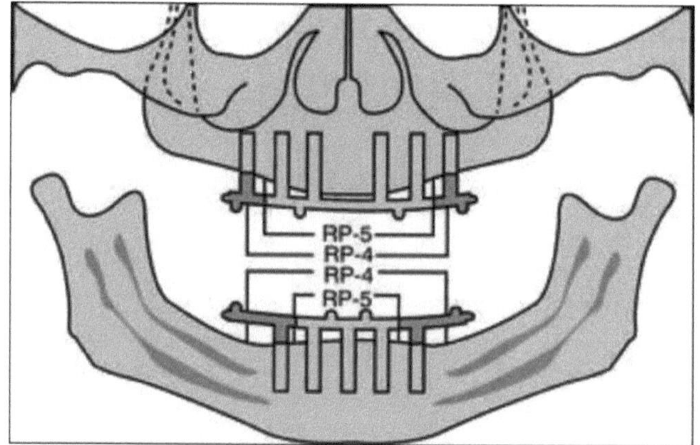

Fig. 12: Classificação das opções protéticas de implantes: RP-4, RP-5

1. FP-1 (Fig. 14)
- Trata-se de uma prótese fixa.
- Substitui apenas a parte da coroa.
- Este tipo de prótese é utilizado quando há uma perda mínima de tecido mole e duro.
- A prótese tem o aspeto de um dente natural

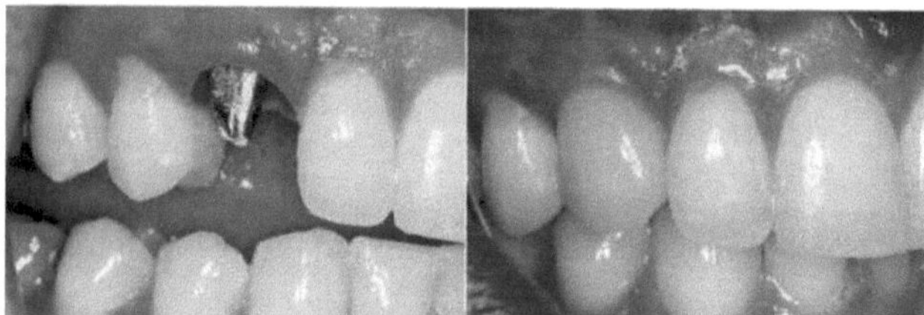

Fig. 13: FP-1

2. FP-2 (Fig. 15)

- Trata-se de uma prótese fixa.
- Substitui a coroa e uma parte da raiz.
- O contorno da coroa parece normal na metade incisal ou oclusal, mas é alongado na metade gengival

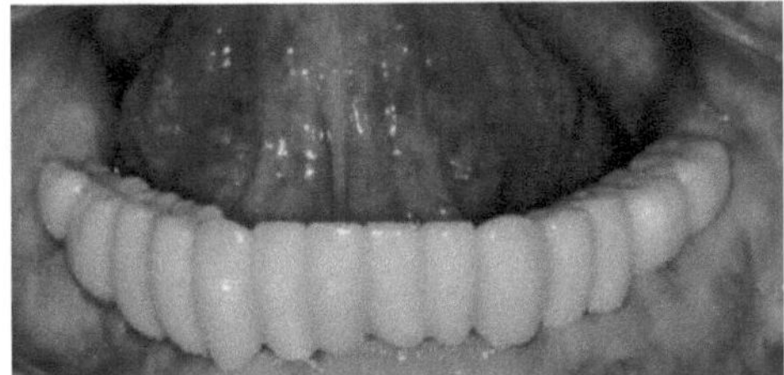

Fig. 14: FP-2

3. FP-3 (Fig. 16)

- É um tipo de prótese híbrida fixa mas destacável.
- Substitui os dentes e uma parte dos tecidos moles.
- Esta prótese utiliza, na maioria das vezes, dentes de acrílico de dentadura e material que imita a gengiva numa estrutura metálica

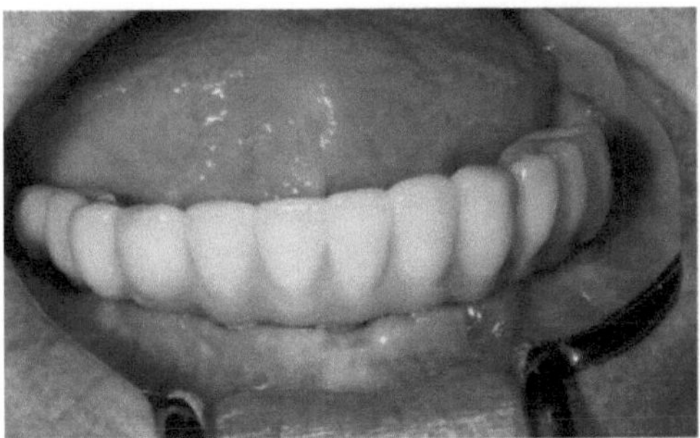

Fig. 15: FP-3

4. RP-4 (Fig. 17)

- É um tipo de prótese removível do tipo overdenture que é completamente suportada por implantes.
- Normalmente, são necessários 4-5 implantes na mandíbula e 6-8 implantes na maxila para este tipo de prótese.

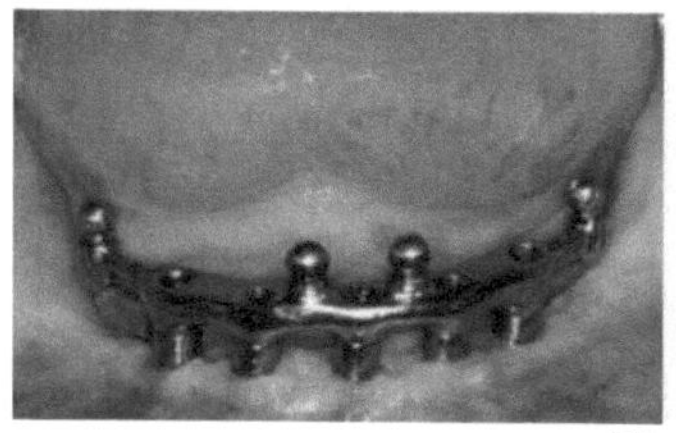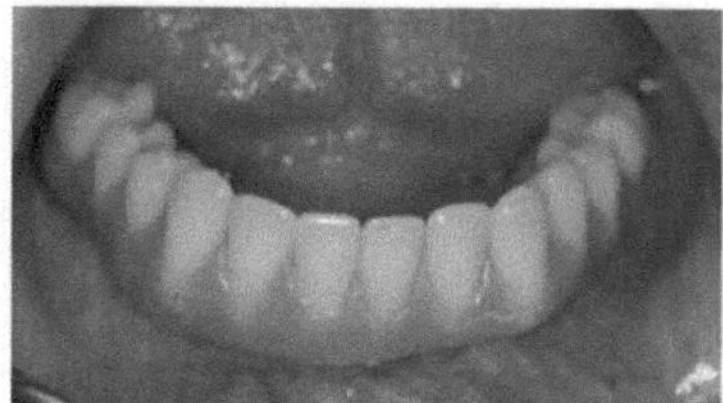

Fig 16: RP-4

5. RP-5 (Fig. 18)

- É um tipo de prótese removível do tipo overdenture que é completamente suportada por implantes anteriormente e tecido mole posteriormente.

- Normalmente, são necessários 1-3 implantes na mandíbula e 2-4 implantes no maxilar para este tipo de prótese.

- A prótese não é totalmente rígida e apresenta movimentos em função do número e do tipo de fixação

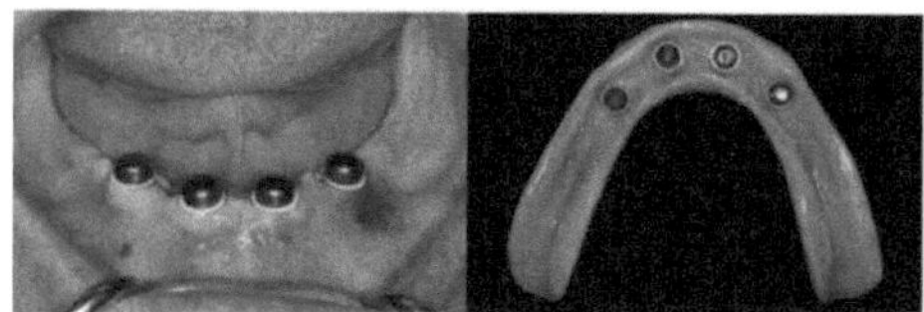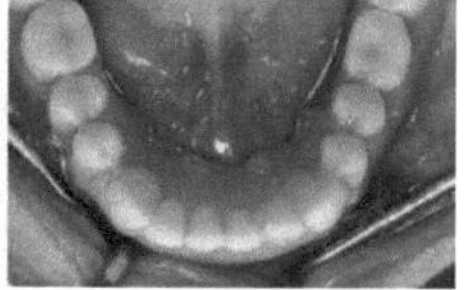

Fig 17: RP-5

PRÓTESE REMOVÍVEL IMPLANTO-SUPORTADA

As sobredentaduras são uma alternativa económica de tratamento removível para o paciente completamente desdentado. São um tipo de prótese amovível suportada por implantes. À semelhança das sobredentaduras suportadas por dentes, também requerem acessórios como pilares.

As sobredentaduras são próteses "assistidas por implantes", o que significa que são um sistema de apoio partilhado. Nestas próteses, os implantes facilitam a retenção e a estabilidade e, nalguns modelos, fornecem suporte na região anterior, mas posteriormente são suportados por tecidos moles

O termo prótese "suportada por implantes" significa que todas as forças de oclusão são suportadas pelos implantes. Um exemplo seria uma sobredentadura retida por uma barra de ligação de implantes com acessórios não resilientes fixados a quatro ou mais implantes. Uma prótese fixa também é considerada uma prótese implanto-suportada, uma vez que todo o seu suporte provém dos implantes.

VANTAGENS DE UMA SOBREDENTADURA SOBRE IMPLANTES EM RELAÇÃO A UMA PRÓTESE TOTAL CONVENCIONAL[58]

Uma sobredentadura de implante tem várias vantagens em relação a uma prótese total convencional. A perda óssea é mínima ou nula associada a uma sobredentadura de implante, ao contrário da reabsorção óssea contínua no caso de uma prótese total convencional. Uma sobredentadura de implante melhora a retenção, a estabilidade, o apoio, a fala e a estética. Com uma sobredentadura de implante, há uma melhor oclusão e a manutenção da estabilidade oclusal. A satisfação do paciente devido à melhoria da eficiência da mastigação, à redução do traumatismo dos tecidos moles e ao tamanho reduzido da prótese é uma vantagem adicional.

VANTAGENS DE UMA SOBREDENTADURA SOBRE IMPLANTES EM RELAÇÃO A UMA PRÓTESE FIXA

São necessários menos implantes para uma sobredentadura de implantes, por oposição a uma prótese fixa de implantes. A necessidade de enxerto ósseo é reduzida. Existe a possibilidade de melhorar a estética, melhorar a saúde dos tecidos peri-implantares e melhorar a capacidade de manter a higiene oral. Além disso, há uma redução nos custos de tratamento e laboratoriais.

DESVANTAGENS DE UMA SOBREDENTADURA COM IMPLANTES[58]

Uma sobredentadura sobre implantes não pode ser efectuada quando o paciente tem uma necessidade psicológica de dentes não removíveis. Também não pode ser uma opção quando existe um espaço interoclusal reduzido. Uma sobredentadura sobre implantes tem de ser mantida a longo prazo - mudança de encaixes, revestimento, etc. Existe uma perda óssea posterior contínua, alojamento de alimentos e movimento da prótese.

MOVIMENTO DE SOBREDENTADURA[11]

Misch classificou o grau ou amplitude de movimento de uma sobredentadura em 5 tipos. Foi designado por "movimento da prótese" (PM).

1. **PM0:** Sem movimento, a prótese é rígida.

2. **PM2:** Movimento em 2 planos, com movimento de dobradiça.

3. **PM3:** Movimento apical e de charneira.

4. **PM4:** movimento em 4 planos - mesial, distal, facial e lingual. Isto é geralmente observado numa sobredentadura com encaixes magnéticos.

5. **PM6:** Movimento em todos os planos. O movimento depende do número de implantes, da posição dos implantes e do tipo de fixação.

ACESSÓRIOS DE SOBREDENTADURA

Os acessórios para uma sobredentadura de implante são semelhantes aos utilizados para as sobredentaduras suportadas por dentes. Os diferentes tipos de attachments de sobredentadura utilizados são

1. Studs.
2. Bares.
3. Ímanes.
4. Telescópico.

ESTUDOS

- Podem também ser designados por "acessórios para bolas".
- Consiste em 2 componentes - cavilha/esfera (macho) e âncora de retenção (fêmea).
- Um deles está ligado ao implante e o outro à prótese.

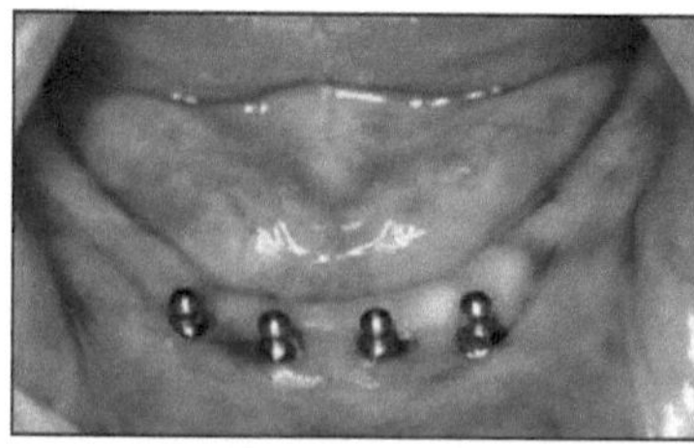

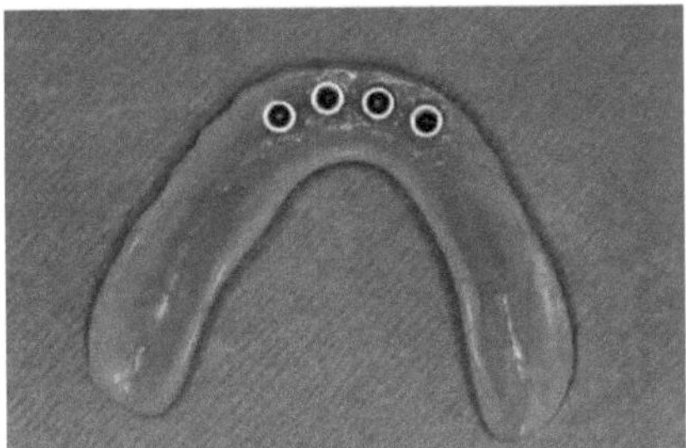
Fig. 19: Fixação do O-ring

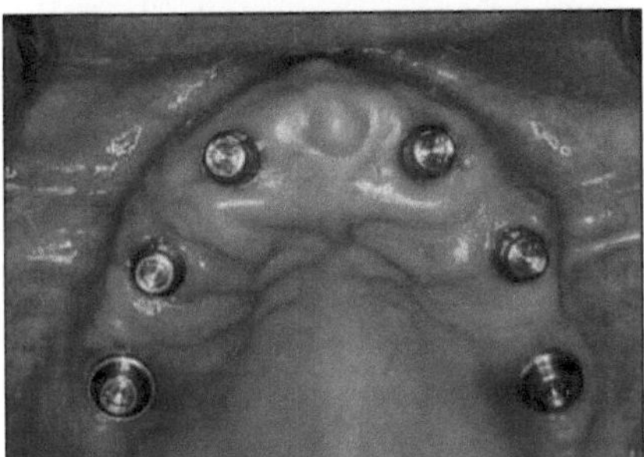
Fig. 20: Fixação do localizador

Tipos de fixação de pernos:

Ligação externa - o pino (macho) (Fig. 18) é fixado ao implante e o componente de retenção (fêmea) é fixado à prótese.

Exemplos: Dalla bona, O-ring (Fig. 19), acessórios para tampas.

Ligação interna - o pino (macho) é fixado à prótese e o componente retentivo (fêmea) é fixado ao implante.

Exemplos: Localizadores (Fig. 34), ERA

Vantagens:[51]

- Fácil de mudar.
- Grande amplitude de movimentos.
- Baixo custo.
- Diferentes graus de retenção.
- Eliminação do tempo e do custo da superestrutura.

Desvantagens:[59]

- Substituição regular das peças de nylon macho devido ao desgaste constante.

BARRAS

As barras são constituídas por 3 componentes: retentor da barra (pilar com coping), manga (barra) e clipe (Fig. 21, 22).

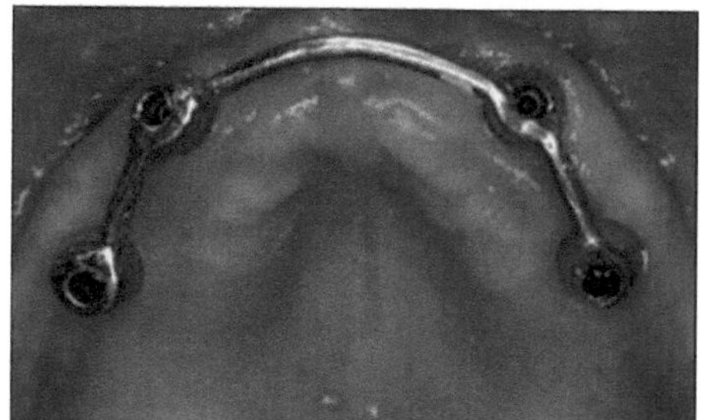

Fig. 21: Barra fixada nos pilares

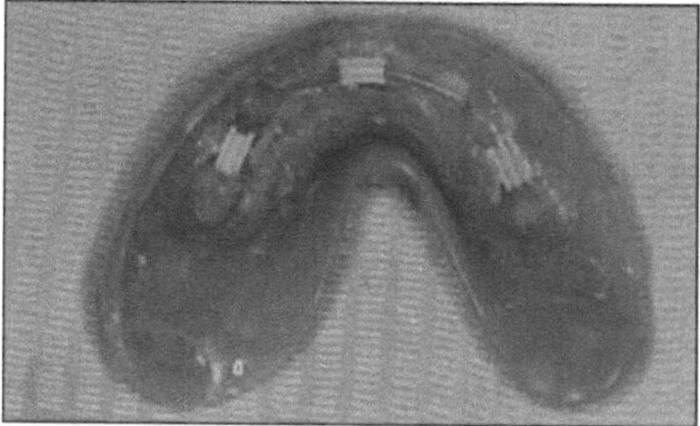

Fig. 22: Clips de dentadura para retenção

Vantagens:[59]
- Esplinta os implantes e distribui as forças apicalmente.
- Retenção igual para os retentores de barra.

Desvantagens:
- Mostrar a geração de tensão máxima à volta dos implantes.
- O fabrico é sensível à técnica.
- Custo mais elevado.
- A manutenção da higiene é difícil, o que pode levar a problemas como a irritação das mucosas.
- Afrouxamento frequente dos clipes de retenção.

ÍMÃS

Os ímanes (Fig. 23, 24), que são normalmente utilizados em implantologia dentária, são constituídos principalmente por metais de alumínio-níquel-cobalto. Mas têm alguns inconvenientes:[60]

- Forças de retenção significativamente mais baixas do que as oferecidas por acessórios de barra ou bola.
- As ligas de AlNiCo corroem rapidamente na saliva.
- Estão sujeitos a desgaste e desmagnetização.

Foi desenvolvida uma nova geração de ímanes que são compostos por elementos de terras raras, como o samário e o neodímio.[52] Para uma fixação magnética, o suporte é normalmente fixado a um implante e o íman é incorporado na prótese.

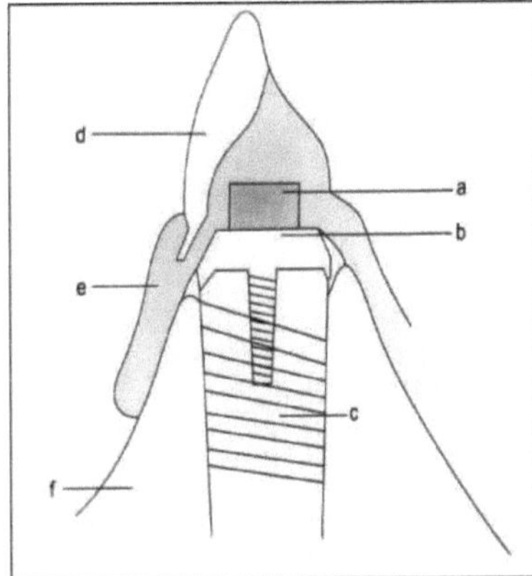

Fig. 23: Fixação magnética. a) Íman, b) Suporte, c) Implante, d) Dentes, e) Flange acrílica, f) Osso alveolar

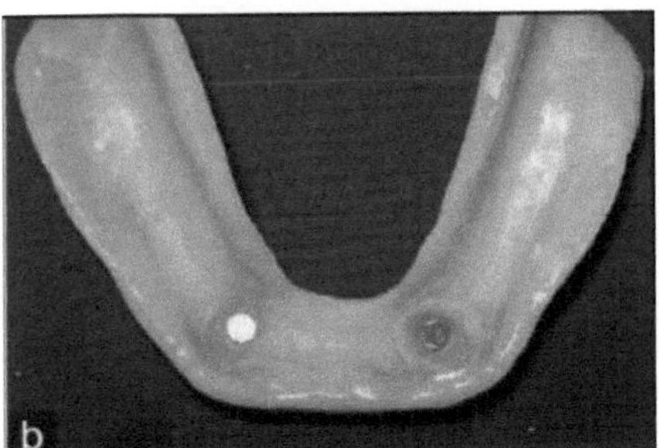

Fig. 24: Fixação magnética.

Vantagens:[59]

- É mais fácil inserir ou remover a prótese, uma vez que não existe um caminho específico de inserção.

- Não é necessário qualquer paralelismo do pilar nas próteses magnéticas, uma vez que a retenção é conseguida através da atração magnética.

- Podem ser efectuados cortes inferiores nos tecidos moles.

- Existe uma força lateral reduzida nos pilares com próteses magnéticas.

- Podem ser utilizados em doentes com espaço interoclusal reduzido.

Desvantagens:[59]

- É necessário remover o acessório antes de efetuar uma ressonância magnética, uma vez que provoca estrias.

- Quando o número de implantes é relativamente pequeno, a retenção não é tão boa como quando são utilizados encaixes esféricos.

- Menos retenção.

- O aquecimento durante a esterilização leva a uma diminuição das forças de retenção na utilização a longo prazo.

ACESSÓRIO TELESCÓPICO

As coroas telescópicas (Fig. 25) têm sido utilizadas durante anos para ligar os dentes à sobredentadura, mas a sua utilização como sobredentadura suportada por implantes é limitada.

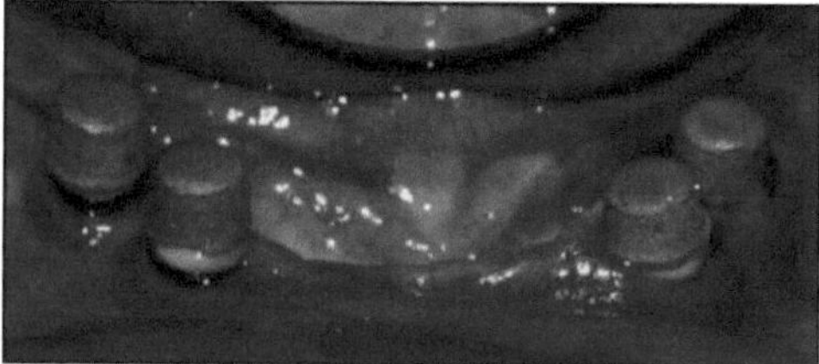

Fig. 25: Fixação telescópica.

Vantagens:
- Excelente imobilização da restauração.
- Flexibilidade de conceção.

- Manutenção fácil da higiene oral.
- Fixações praticamente resistentes ao desgaste.
- Também pode ser utilizado em pilares angulados.

COMPARAÇÃO ENTRE VÁRIOS ACESSÓRIOS

Foi efectuado um estudo in vitro para avaliar a retenção e a estabilidade de duas sobredentaduras implanto-suportadas simuladas, e também se compararam quatro tipos diferentes de attachments (Ball, O-ring, Locator, ERA attachments). Os resultados mostraram que a retenção vertical e a estabilidade horizontal do implante aumentaram com a sua colocação distal até ao segundo pré-molar. A estabilidade anteroposterior também aumentou com a colocação distal dos implantes. A comparação entre diferentes encaixes mostrou que o encaixe esférico produz o nível mais elevado de retenção e estabilidade, seguido dos encaixes Locator, O-ring e ERA.[61]

Vários estudos in vitro e in vivo concluíram que os encaixes tipo bola e O-ring transferem menos stress para a interfase óssea do implante em comparação com os encaixes tipo barra e clip.[62] Foi efectuado um estudo clínico utilizando attachments localizadores na mandíbula atrófica para avaliar o seu sucesso e as vantagens em relação a outros attachments. Os attachments localizadores foram colocados na região inter canina e o paciente foi avaliado após o fabrico da prótese. O acessório localizador deu resultados muito agradáveis com uma retenção e estabilidade muito boas.[63] Um estudo também concluiu que os attachments localizadores proporcionam uma melhor manutenção da higiene e ajudam a manter um tecido mole saudável à volta dos implantes.[64]

Foi efectuado um estudo para avaliar as complicações associadas aos encaixes de bola, barra e localizador em sobredentaduras suportadas por implantes. O principal objetivo do estudo era avaliar as complicações associadas ao fabrico da prótese e às falhas do implante. Os resultados concluíram que os attachments localizadores proporcionaram os melhores resultados sem quaisquer falhas, seguidos pelos attachments de barra e bola.[65]

Ao analisar estes estudos, pode concluir-se que os localizadores têm propriedades superiores em comparação com qualquer outro sistema de fixação disponível. Em situações de inter-arcos limitados, os encaixes de localizadores de espaço proporcionam uma excelente retenção e estabilidade, que é o principal objetivo de qualquer tratamento protético. Na maioria das condições clínicas, os localizadores proporcionam resultados satisfatórios. Não se registaram quaisquer desconfortos para os pacientes na utilização a longo prazo destes encaixes.[59]

DIAGNÓSTICO, PLANEAMENTO DO TRATAMENTO E SELECÇÃO DE CASOS [1155]

Talvez as duas decisões mais importantes para o sucesso das sobredentaduras sobre implantes sejam a seleção do tipo adequado de paciente e o estabelecimento de um modo de tratamento cuidadoso que satisfaça tanto o paciente como o protésico. Para tal, um exame minucioso e um diagnóstico exato são pré-requisitos.

Para planear um tratamento, é necessário um exame clínico, uma história médica e dentária, uma radiografia panorâmica e moldes montados. Os antecedentes médicos e dentários são utilizados para identificar os doentes com maior probabilidade de fracasso dos implantes, de modo a que possa ser efectuada uma avaliação exaustiva dos riscos/benefícios do tratamento. Esta informação ajuda a selecionar os casos e também a identificar os pacientes em que o tratamento com implantes está contraindicado.

O exame clínico e a informação radiográfica são utilizados para avaliar a saúde óssea, a qualidade do osso e as dimensões do osso oclusocervical.

HISTÓRIA E REGISTOS:

HISTORIAL MÉDICO:

Deve ser obtido um historial médico de cada doente que está a ser considerado para implantes sobredentados, devido à importância que tem para conhecer o estado geral de saúde do doente. As perturbações médicas ou psiquiátricas debilitantes, que excluam procedimentos clínicos essenciais ou comprometam seriamente a capacidade do doente para manter um nível adequado de higiene oral, são contra-indicações para a colocação de próteses sobre implantes.

HISTÓRIA DENTÁRIA:

Um registo da história dentária passada de um paciente contém frequentemente informações significativas sobre experiências anteriores que podem influenciar a atitude, a motivação e as expectativas do paciente. O sucesso ou fracasso de próteses anteriores é especialmente significativo e os casos de resultados insatisfatórios merecem uma exploração cuidadosa. Por exemplo, como é que o paciente perdeu os seus dentes e que dificuldades teve com a substituição dos dentes? Ocasionalmente, um paciente pode esperar demasiado da prótese proposta, pelo que o protésico deve explicar e alterar o pensamento ou as expectativas do paciente dentro das capacidades de tratamento para evitar desilusões. Deve ser obtido um registo dos esforços de cuidados domiciliários, incluindo os métodos, materiais e frequência, bem como as instruções anteriores de manutenção da higiene oral dadas ao paciente, e avaliado o estado atual da higiene oral.

REGISTOS DE PRÉ-TRATAMENTO:

Os moldes de diagnóstico exactos fixados no articulador fornecem informações pertinentes para o doente. As informações obtidas a partir dos moldes de diagnóstico incluem as relações dos maxilares, o espaço disponível para a prótese, os cortes inferiores dos tecidos, o tamanho e a disposição dos dentes e os toros. Estes moldes devem ser mantidos como um registo permanente e não devem ser utilizados no fabrico de próteses.

EXAME RADIOGRÁFICO:

TÉCNICAS DE DIAGNÓSTICO POR IMAGEM: -

Entre as modalidades de imagiologia disponíveis, a radiografia periapical, a radiografia panorâmica, a radiografia oclusal e a tomografia computorizada têm sido utilizadas para avaliar o estado atual dos maxilares do paciente, a fim de desenvolver e aperfeiçoar o plano de tratamento.

- Objectivos de imagiologia:-
a) Identificar a doença, se presente
b) Determinar a qualidade do osso
c) Determinar a quantidade de osso
d) Determinar a posição do implante

- Utilização de modelos de diagnóstico:-

O molde acrílico processado pode ser modificado revestindo-o com uma fina película de sulfato de bário e preenchendo um orifício perfurado através da superfície oclusal da restauração com guta-percha.

As superfícies da restauração proposta tornam-se então radiopacas no exame de TC e a posição e orientação do implante proposto podem ser identificadas pelo tampão radiopaco de guta-percha dentro da restauração proposta.

VÁRIOS FACTORES DESEMPENHAM UM PAPEL IMPORTANTE NA SELECÇÃO DE CASOS E NO PLANEAMENTO DO TRATAMENTO DE SOBREDENTADURAS COM IMPLANTES:[56][57]

1) Qualidade e quantidade do osso: -

Em 1985, Misch e Judy estabeleceram quatro divisões básicas de osso disponível para a implantologia dentária na maxila e mandíbula edêntulas, que seguem os fenómenos de reabsorção natural representados por Atwood.[11,60]

- Divisão -A:

O osso da divisão A tem mais de 5 mm de largura e a altura é superior a 12 mm. Para restaurações RP-4 ou RP-5 em osso da divisão A, a posição final do dente e da superestrutura tem de ser avaliada antes da cirurgia de implante. Uma altura de coroa limitada é mais comum e a prótese de sobredentadura final pode necessitar de osteoplastia antes da colocação do implante. Pode representar uma contraindicação para a utilização de encaixes de barra e clipe. Os encaixes de bola e anel ou localizadores são a escolha preferida de tratamento.

- Divisão- B:

O osso da divisão B tem 2,5 - 5 mm de largura e a altura é de, pelo menos, 12 mm. Requer frequentemente osteoplastia para obter espaço interarcos suficiente para a acomodação dos componentes da sobredentadura.

• Divisão -C:

O osso da divisão C tem menos de 2,5 mm de largura óssea e menos de 12 mm de altura. Apresenta espaço interocusal suficiente (≥15 mm) para a seleção e fabrico dos componentes da sobredentadura pretendida. Para as restaurações RP-4, são colocados cinco implantes na região intraforaminal da mandíbula.

- Divisão D:

Apresenta-se com atrofia óssea grave. O espaço interoclusal disponível é ≥20 mm. Se o osso anterior mandibular adequado estiver presente com osso de divisão D na região posterior, pode ser planeada a utilização de um único implante na região anterior, uma sobredentadura suportada por dois implantes ou uma configuração tripodal de implantes (dois implantes na região canina e um implante anterior).

1) Avaliação dos tecidos moles: -

Lang e Loe defenderam um mínimo de 2 mm de gengiva queratinizada para manter a saúde gengival à volta dos implantes. A gengiva queratinizada à volta dos implantes tem mais hemidesmossomas e a orientação das fibras de colagénio na zona do tecido conjuntivo à volta do implante parece frequentemente perpendicular à superfície do implante, facilitando uma melhor distribuição da carga.

Schroeder et al. sugeriram que a mucosa móvel pode perturbar a zona de fixação implante-epitelial e contribuir para um risco acrescido de inflamação da placa.

Linha dos lábios: -

O movimento do lábio superior durante a fala e o sorriso deve ser avaliado. Os pacientes mais velhos mostram menos dentes maxilares em repouso e durante o sorriso, mas demonstram mais dentes mandibulares durante os sons sibilantes.

Se o suporte labial for inadequado, é obtido principalmente através do rebordo vestibular de uma restauração removível. A necessidade ou não de flange é avaliada durante a fase de teste do fabrico da sobredentadura.

2) Diâmetro e comprimento do implante:

O diâmetro do implante depende da largura alveolar, enquanto a altura do osso disponível determina o comprimento do implante. Dependendo da altura e da largura do osso disponível, é selecionado o tamanho adequado dos implantes.

3) Número do implante:

A sobredentadura de dois implantes é muito fiável para pacientes com uma mandíbula edêntula. É adequado utilizar dois implantes com uma barra de interligação paralela ao eixo da charneira. No entanto, surgiu um conceito mais recente de sobredentadura central única mandibular retida por implantes, com um sucesso comparável em termos de implantes e resultados protéticos. Faltam estudos a longo prazo que avaliem a eficiência mastigatória, a retenção e a estabilidade. Estudos prospectivos comparativos validam o benefício de dois ou quatro implantes numa mandíbula edêntula. No entanto, uma sobredentadura mandibular com dois implantes e uma barra tem menos complicações.

É frequentemente recomendado um mínimo de quatro implantes para uma sobredentadura de implante no maxilar. O aumento do número de implantes deve-se frequentemente à qualidade do osso presente, que é menos denso em comparação com o presente na mandíbula. O implante mais posterior deve ser inserido o mais distalmente possível para reduzir a extensão do cantilever.

4) Posição do implante:

O número total de implantes intraforaminais distribuídos deve estar relacionado com a forma do rebordo.

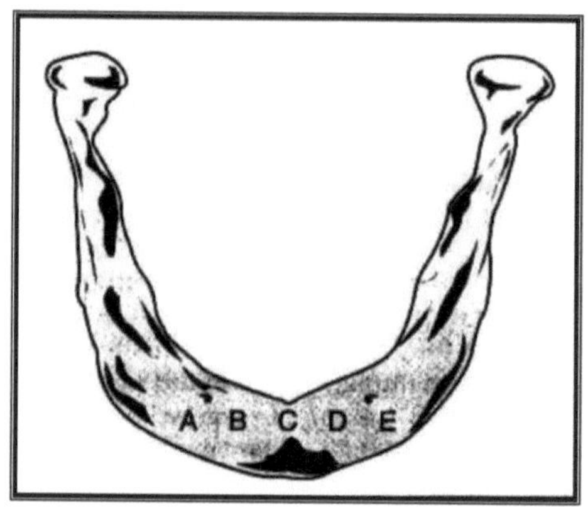

O osso disponível da mandíbula anterior é dividido em cinco colunas iguais de osso que servem como potenciais locais de implante, designadas por A, B, C, D e E, começando pela direita do doente.

Quando se pretende colocar dois implantes, os locais de implante B e D proporcionam um melhor apoio à prótese. Se forem selecionados os locais de implante A e E, a distância intermédia entre implantes aumenta, actuando como um fulcro, produzindo impacto nos implantes.

Se existir um rebordo anterior em forma de V, três a quatro implantes permitirão um desenho mais favorável da fixação da barra e da prótese com implantes nas posições B, C e E.

Uma mandíbula em forma de U com grande curvatura permite a colocação adequada de quatro implantes e uma barra de ligação com implantes nas posições A, B, D e E. O melhor desenho de ancoragem para o maxilar é de quatro a seis implantes equidistantes, mas recomenda-se a colocação de seis a oito implantes em caso de osso comprometido.

Quando são utilizados cinco implantes anteriores na mandíbula para suporte da prótese, a secção posterior em cantilever da restauração não deve exceder 2,5 vezes a extensão antero-posterior.

SELECÇÃO DO LOCAL DO IMPLANTE MANDIBULAR

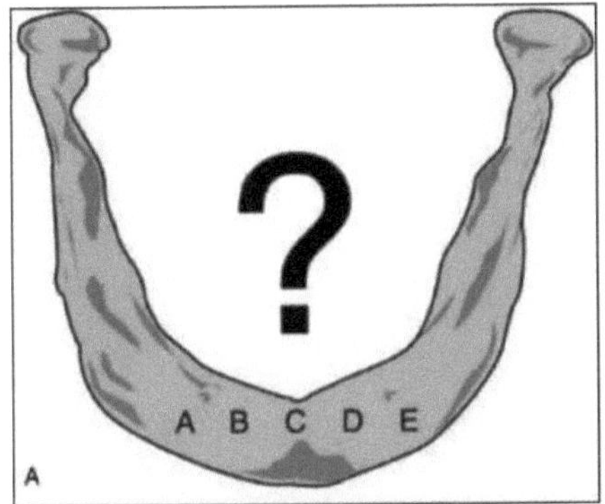

Fig. 26: Locais de implantes na mandíbula

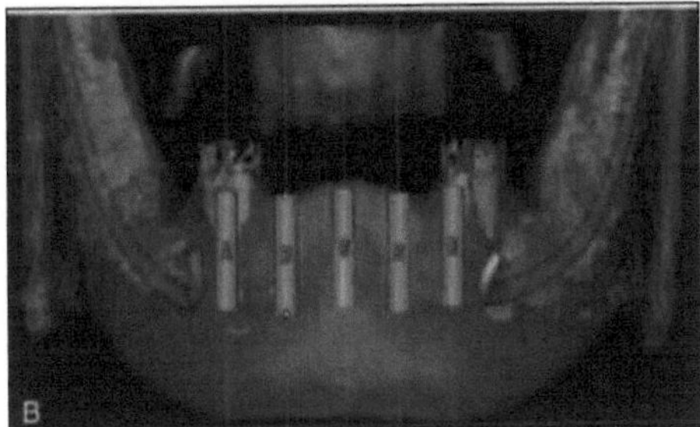

Fig. 27: Locais de implante na mandíbula

O osso disponível na mandíbula é dividido em 5 colunas iguais de osso entre os forames mentais para servir como potenciais locais de implante (Fig. 26, 27). Estão identificadas como A, B, C, D e E, começando no lado direito do paciente.[11] Independentemente do tratamento a ser executado, todos os 5 locais de implante são mapeados durante o planeamento do tratamento.

OPÇÕES DE TRATAMENTO DE SOBREDENTADURA MANDIBULAR

Misch apresentou cinco opções de tratamento organizadas (Fig. 28) para overdentures mandibulares suportadas por implantes no paciente completamente desdentado. [11] As opções de tratamento variam desde o suporte primário de tecidos moles e retenção de implantes (RP -5) até uma prótese completa suportada por implantes (RP - 4) com estabilidade rígida. Misch enfatizou que a maioria das sobredentaduras mandibulares deve ser projectada para resultar eventualmente em próteses RP-4.

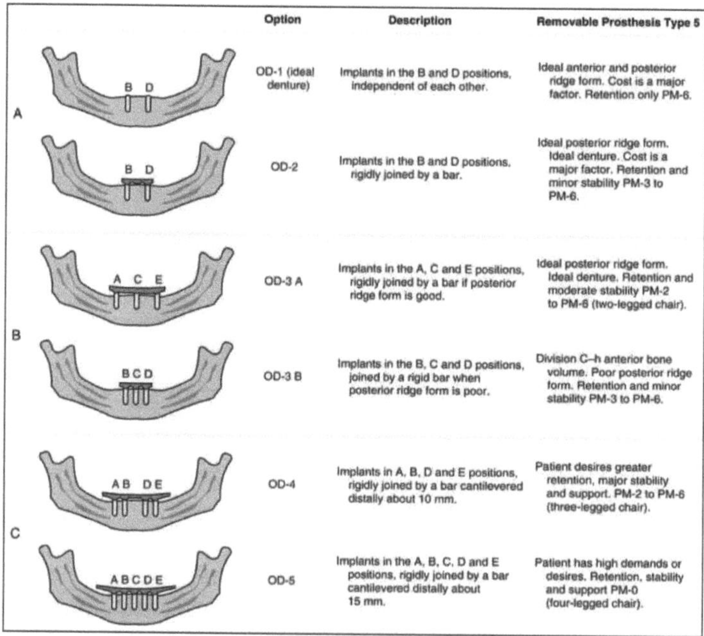

Fig. 28: Opções de tratamento da sobredentadura mandibular

OD - 1

OD - 1 consiste em dois implantes independentes (Fig. 29). Estes são melhor colocados nas posições B e D para limitar a oscilação para a frente da restauração durante a função (Fig. 30). Os implantes nas posições A e E permitem uma maior oscilação da restauração e colocam maiores forças de alavancagem contra os implantes (Fig. 31).

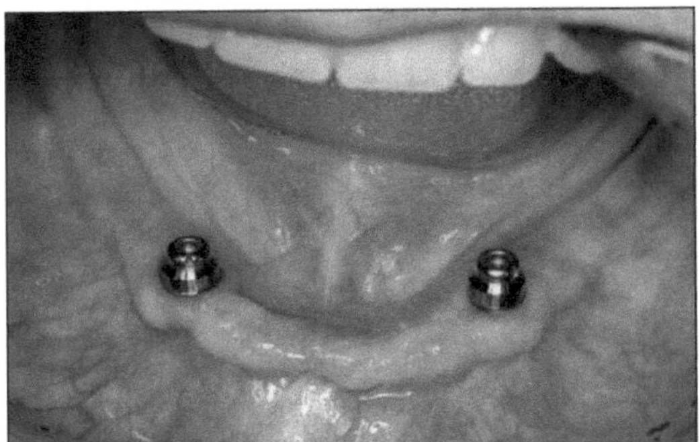

Fig 29: OD - 1

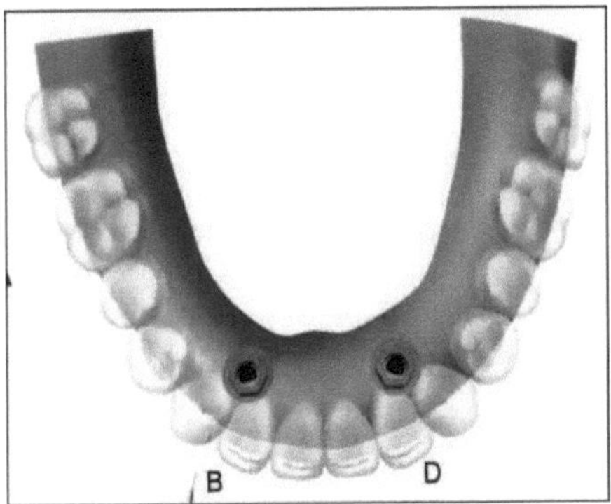

Fig. 30: Os implantes colocados nas posições B e D limitam o balanço para a frente da restauração

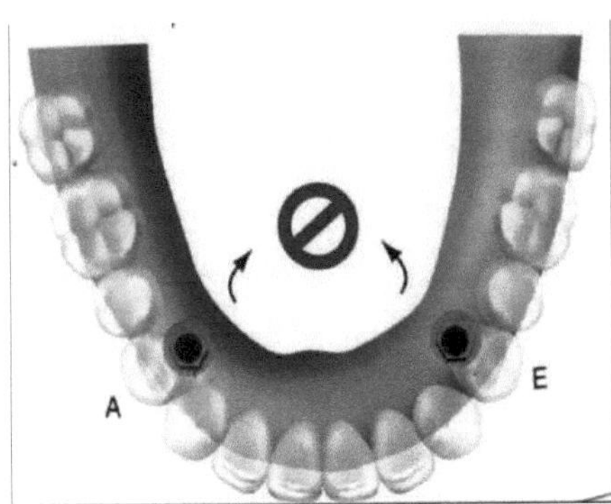

Fig. 31: Os implantes colocados em A e E devem ser evitados

51

Critérios para selecionar um doente para a DO - 1:
- As condições anatómicas são boas a excelentes.
- A forma da crista posterior é uma forma de "U" invertido com paredes altas e paralelas.
- As necessidades dos doentes são mínimas - principalmente relacionadas com a falta de retenção.
- A forma do arco é cónica.

Vantagens dos OD - 1:
- Rentável.
- A higiene é melhorada.

Desvantagens dos OD - 1:
- Suporte e estabilidade do implante relativamente fracos em comparação com outras opções.
- Aumento das consultas de manutenção de próteses.

OD - 2

OD - 2 consiste em 2 implantes nas posições B e D com uma barra a uni-los (Fig. 32). Podem ser adicionados à barra acessórios como o O-ring (Fig. 33) ou o clip Hader (Fig. 34), que permitem o movimento da prótese. Os acessórios são colocados à mesma altura, à mesma distância da linha média e paralelos entre si.

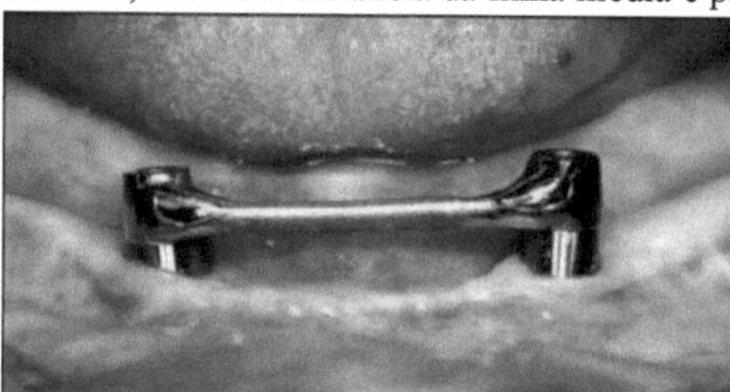

Fig 32: OD - 2

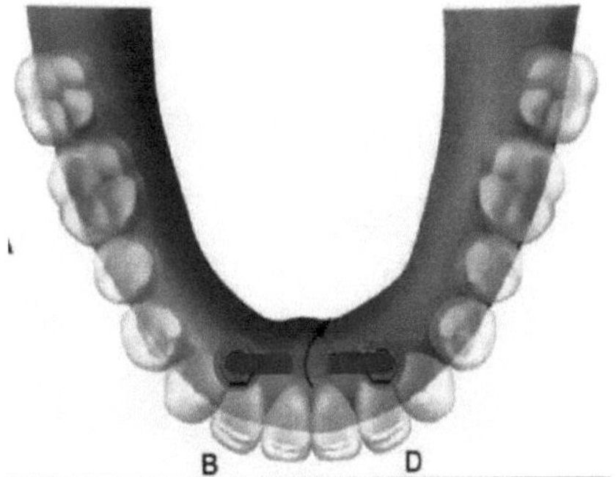

Fig. 33: Implantes colocados nas posições B e D com barra e clip de fixação

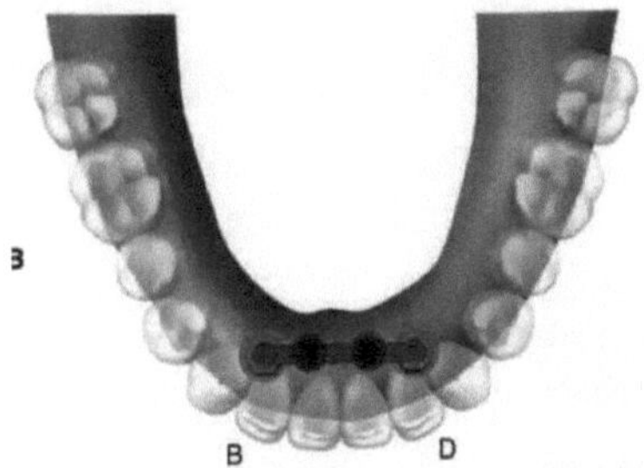

Fig. 34: Implantes colocados nas posições B e D com uma barra e um O-ring de fixação

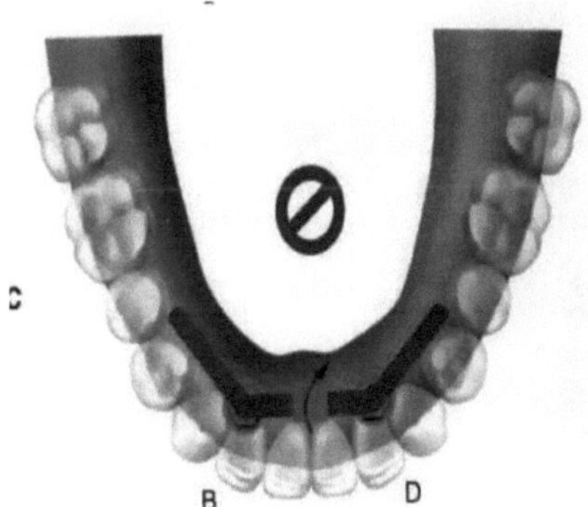

Fig. 35: A barra não deve ser projectada para fora do lado distal dos implantes

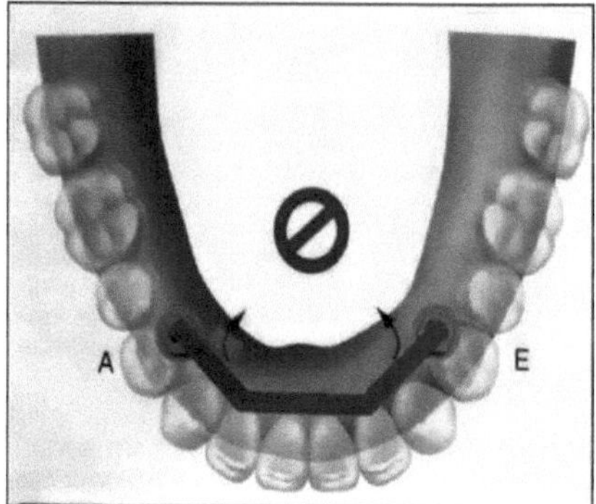

Fig. 36: Os implantes não devem ser colocados nas posições A e E

A barra não deve ser colocada em cantilever fora do lado distal dos implantes (Fig. 35) porque haverá demasiada força na barra e os implantes aumentarão as complicações. Os implantes não devem ser colocados na posição A e E (Fig. 36) porque:

- Se os implantes forem colocados em A e E são unidos com barras rectas:
    - A barra será lingual em relação à crista, causando dificuldades na fala.
    - Inclinação anterior da sobredentadura.
    - 5 vezes mais flexão de barra do que as posições B e D.

- Se os implantes forem colocados em A e E e unidos com a barra curva anterior:
    - 9 vezes mais flexibilidade de barra do que em B e D.
    - Aumento do risco de afrouxamento dos parafusos.
    - Aumento das forças de momento no aspeto anterior da prótese.
    - A fixação de uma barra curva pode impedir o movimento da prótese, exercendo assim maiores forças sobre os implantes.
- A força de mordida e as cargas laterais serão maiores nos implantes colocados em A e E do que nos implantes colocados em B e D.

Critérios para selecionar um doente para a DO - 2:
- As condições anatómicas são boas a excelentes.
- A forma da crista posterior é em "U" invertido.

- As necessidades e os desejos do doente são mínimos - principalmente relacionados com a falta de retenção.
- O doente está disposto a investir um pouco mais de tempo e dinheiro do que o OD - 1.

Vantagens dos OD - 2
- Redução das forças sobre os implantes.
- Retenção adicionada.

Desvantagens dos OD - 2:
- Possibilidade de hiperplasia dos tecidos.
- Higiene mais difícil.
- Manutenção protética mais dispendiosa.

OD - 3

OD - 3 tem 2 variantes OD - 3A e OD - 3B. OD - 3A (Fig. 37) consiste em 3 implantes colocados nas posições A, C e E, rigidamente unidos por uma barra, se a forma da crista posterior for boa. Os 3 implantes colocados nas posições ACE não devem estar em linha reta. 2 clips de Hader não alinhados não permitirão o movimento da prótese e causarão uma maior carga na barra e nos implantes. Os encaixes devem ser posicionados de forma a permitir o movimento da prótese.

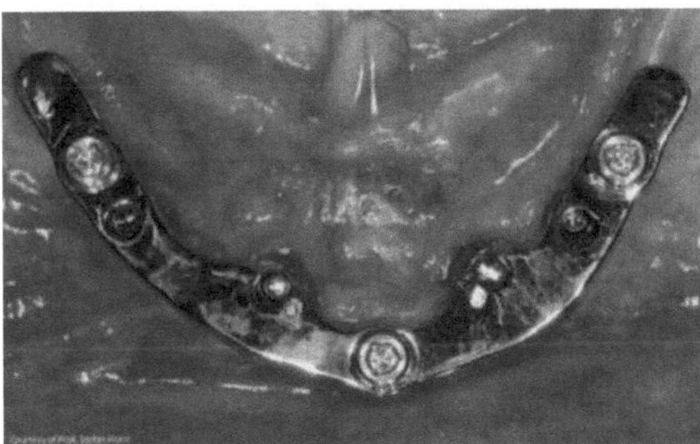

Fig. 37: OD - 3A

É muito vantajoso colocar implantes esplintados nas posições ACE (Fig. 52), uma vez que:

- 6 vezes menos flexão da barra em comparação com as posições A e E.
- Menos afrouxamento e flexão dos parafusos.
- Menos tensão em cada implante em comparação com A e E.

- Menor força de momento (metade) em comparação com A e E.
- A falha de um implante continua a proporcionar um suporte adequado do pilar.

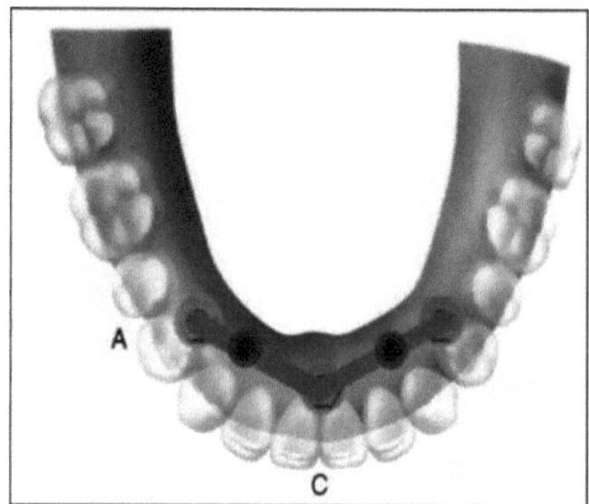
Fig. 38: Implantes colocados nas posições ACE

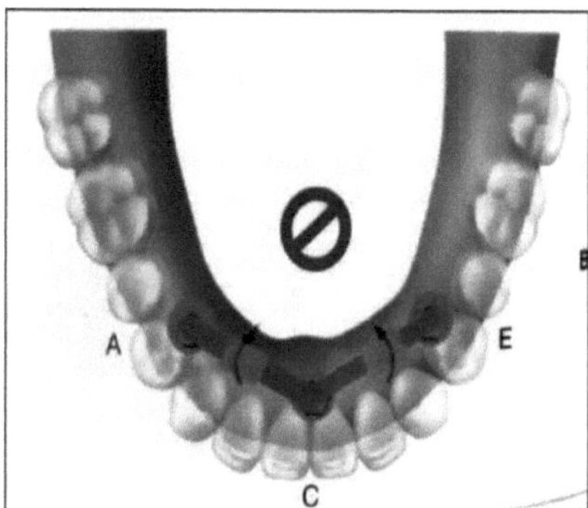
Fig. 39: Devem ser evitados clips Hader não alinhados

OD - 3B (Fig. 38) consiste em implantes colocados nas posições B, C e D rigidamente unidos por uma barra quando a forma do rebordo posterior é fraca (Fig. 39). Isto é para diminuir o risco de sobrecarga dos implantes, parafusos e osso e para permitir o movimento da prótese.

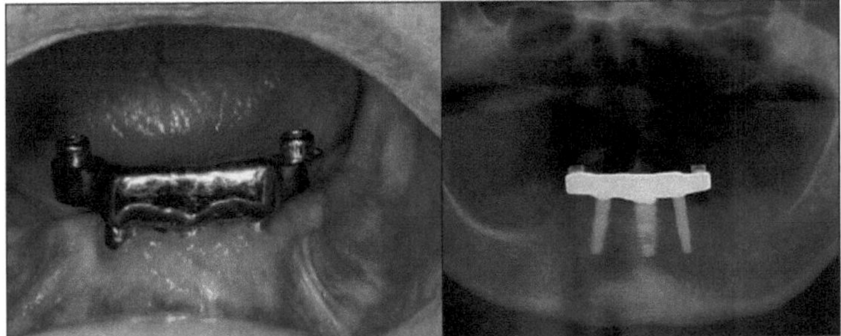

Fig. 40: OD - 3B

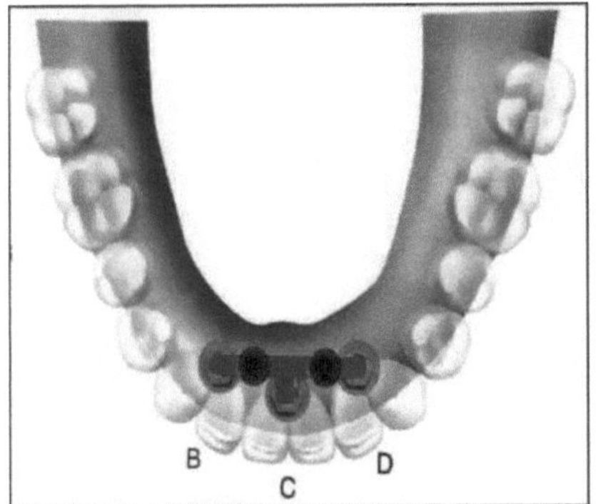

Fig. 41: Implantes colocados nas posições BCD

Critérios de seleção de um doente para OD - 3:

- Se a forma da crista posterior for boa - OD - 3A.
- Se a forma da crista posterior for deficiente - OD - 3B.
- Paciente com queixas mínimas.
- A principal preocupação é a estabilidade anterior.
- O custo é um fator moderado.
- As condições anatómicas são boas a excelentes.
- A forma da crista posterior é em "U" invertido.

Vantagens dos OD - 3:

- Redução da perda óssea.
- Momento de força reduzido.
- Uma maior extensão antero-posterior significa implantes mais estáveis do ponto de vista biomecânico.

OD - 4

OD - 4 (Fig. 42) consiste em 4 implantes nas posições A, B, D e E em cantilever
distal (Fig. 43).

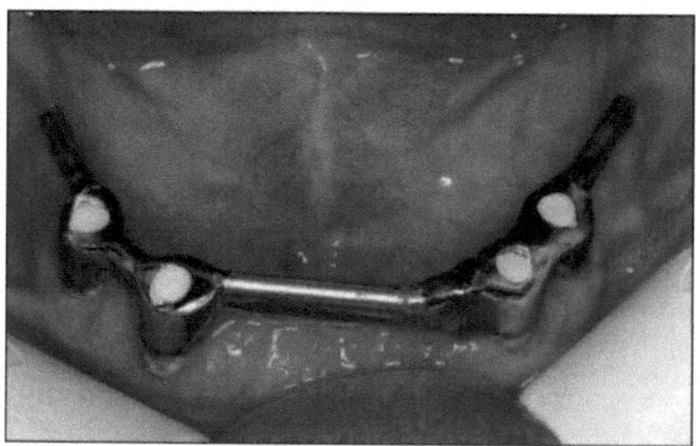

Fig 42: OD - 4

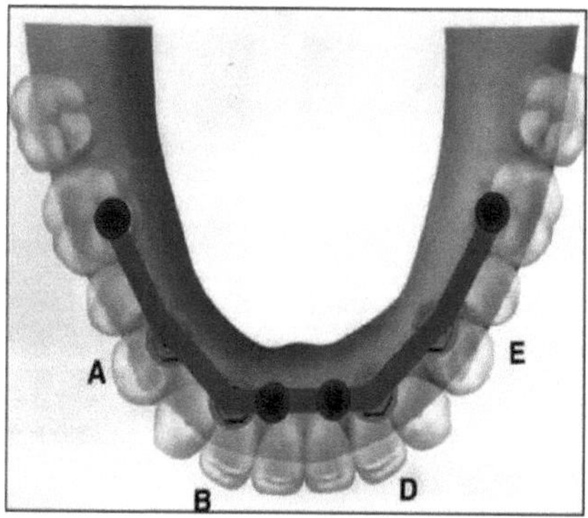

Fig. 43: Implantes colocados nas posições A, B, D e E

A quantidade de cantilever depende da forma da arcada - quadrada, cónica ou
ovoide. As arcadas quadradas (Fig. 44) limitam o afastamento antero-posterior
entre os implantes nas posições AE e BD e podem não ser capazes de contrariar o
efeito de um cantilever distal.

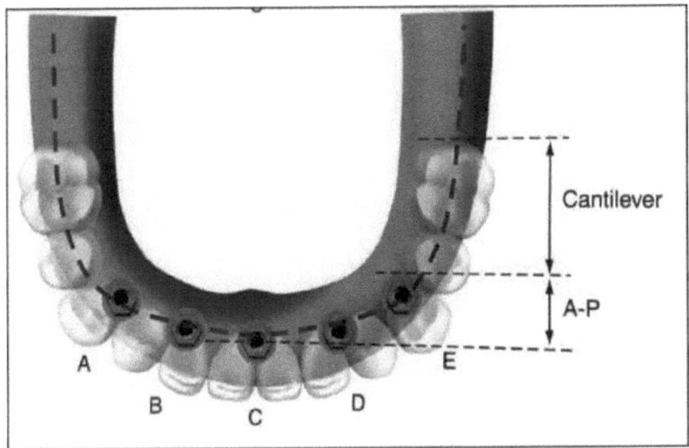

Fig. 44: Forma de arco quadrado - extensão AP limitada

Nas arcadas afiladas (Fig. 45), a distância antero-posterior entre os implantes na posição AE e BD é maior do que numa arcada quadrada, permitindo assim um cantilever até 10 mm distalmente.

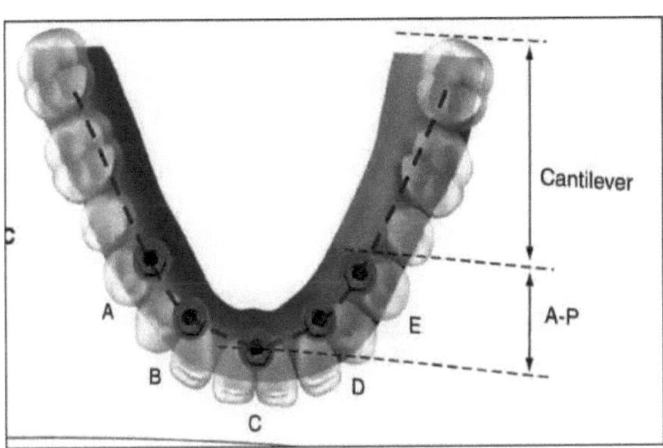

Fig. 45: Forma de arco afunilado - maior extensão AP do que a forma de
arco quadrado, permite 10 mm de cantilever distal

Numa forma de arco ovoide (Fig. 46), que é a mais comum, a expansão antero-posterior permite um cantilever distal de até 8 mm.

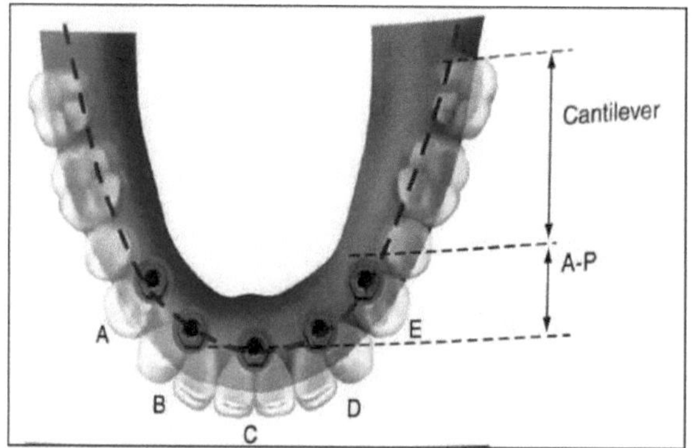

Fig. 46: Forma de arco ovoide - permite 8 mm de cantilever distal

Critérios de seleção de um doente para a OD - 4:

- Anatomia posterior moderada a fraca.
- Falta de retenção.
- Falta de estabilidade.
- Escoriações dos tecidos moles.
- Dificuldade na fala.
- Paciente mais exigente, quando o custo não é um fator.

Vantagens dos OD - 4:

- Maior apoio do implante em comparação com o OD - 1/ 2/ 3.
- A posição biomecânica dos implantes é melhor do que em OD - 1 ou 2 para uma forma de arcada ovoide ou cónica.
- Maior retenção e estabilidade lateral da prótese.
- Redução do risco de afrouxamento dos parafusos.
- Maior suporte de carga oclusal devido ao cantilever distal.

Desvantagem dos OD - 4:

- Não pode ser utilizado numa forma de arco quadrado.

OD - 5

OD - 5 (Fig. 47) consiste em 5 implantes colocados nas posições A, B, C, D e E (Fig. 48), rigidamente ligados por uma barra e em cantilever distal de cerca de 15 mm.

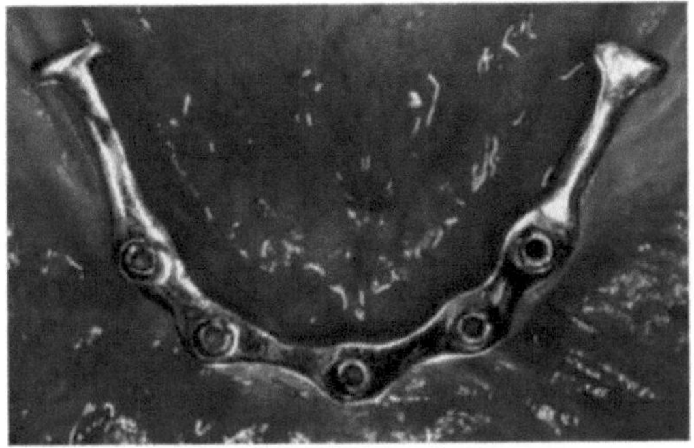

Fig 47: OD - 5

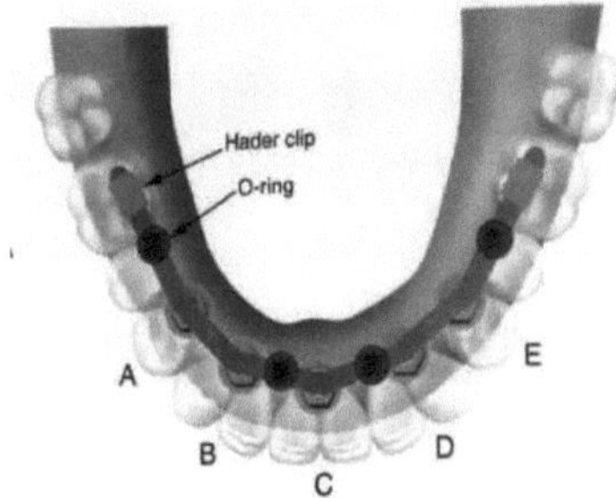

Fig 48: Implantes colocados nas posições A, B, C, D e E

No entanto, o comprimento do cantilever deve ser planeado cuidadosamente com base em factores de força e na anatomia existente. Os dentes na restauração final normalmente não se estendem para além do primeiro molar, pelo que o último dente não se estende para além da barra. Isto ajuda a evitar o cantilever "oculto", ou seja, a parte do cantilever que se estende para além da barra de ligação.

Critérios para selecionar um doente para a OD-5:

- Problemas moderados a graves com próteses tradicionais.
- As necessidades ou desejos são exigentes.
- Necessidade de diminuir o volume da prótese
- Incapacidade de usar uma prótese tradicional.
- Reduzir a perda óssea posterior.
- Anatomia desfavorável para próteses completas tradicionais.
- Problemas de funcionamento e estabilidade.
- Ponto doloroso posterior.

Estão disponíveis 5 opções para tratar a mandíbula com uma sobredentadura de implante, enquanto que apenas 2 opções estão disponíveis para tratar o maxilar com uma sobredentadura de implante.

A diferença deve-se principalmente à desvantagem biomecânica da maxila em comparação com a mandíbula. Os implantes independentes não são uma opção porque a qualidade do osso e a direção da força estão gravemente comprometidas.

As barras em consola também não são recomendadas pela mesma razão.

As duas opções de tratamento de sobredentadura maxilar disponíveis são uma restauração RP - 5 com algum suporte de tecido mole ou uma restauração RP - 4 que é completamente suportada, retida e estabilizada por implantes.

O espaço em altura da coroa é importante e a sua falta pode comprometer a posição do dente em comparação com a situação mandibular. Deve ser de pelo menos 15 mm anteriormente e 12 mm posteriormente.

OPÇÃO 1 DE OVERDENTURA MAXILAR[11] (Fig. 49)

Consiste em 4 a 6 implantes, dos quais pelo menos 3 são posicionados na pré-maxila. Isto dá um RP - 5 tipos de restauração.

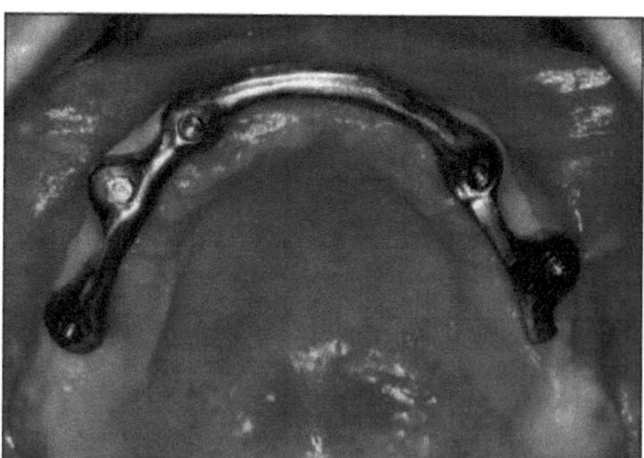

Fig. 49: Opção 1 de sobredentadura maxilar

Posições dos implantes:
* Região canina bilateral - posição chave do implante.

- Região do incisivo central.
- Implantes secundários na região do primeiro pré-molar.
- Forame incisivo - quando um implante não pode ser colocado na região do incisivo central.
- Incisivo lateral bilateral.

Os implantes são unidos com uma barra rígida. A barra não está em cantilever e segue a forma da arcada.

A prótese deve ter pelo menos duas direcções de movimento. Assim, um clip Hader é colocado no centro da arcada, perpendicularmente à linha média. Se for utilizado um O-ring, este pode ser posicionado mais distalmente do que quando se utiliza Hader. O relevo é fornecido posteriormente para permitir algum movimento da prótese sob carga funcional. A prótese é concebida exatamente como uma prótese completa tradicional.

OVERDENTURA MAXILAR OPÇÃO 2 (Fig. 50)

Consiste em 7 a 10 implantes que suportam um RP - 4 tipos de restauração. Que é rígida durante a função.

Esta opção é mais comum do que a opção 1 porque mantém um maior volume ósseo e proporciona maior segurança e confiança ao doente.

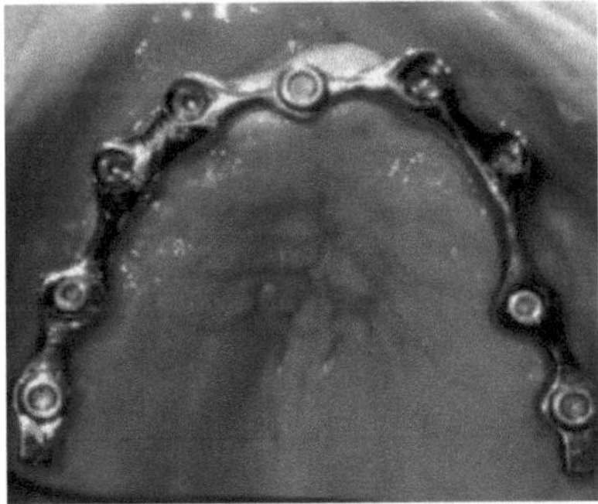

Fig. 50: Opção 2 de sobredentadura maxilar

A perda de osso na área pré-maxilar exige um enxerto ósseo na área se for necessária uma prótese fixa. Os enxertos para o mesmo requerem uma crista ilíaca como local doador devido a um maior volume de osso, o que é inconveniente ou temido pelo paciente e aponta para a opção 2 de sobredentadura maxilar.

Posições dos implantes:

- Região canina bilateral - posição chave do implante.
- Metades distais bilaterais das posições do primeiro molar - posição chave do implante (por vezes, requer levantamento do seio maxilar).
- Regiões pré-molares bilateralmente - de preferência segundo pré-molar.
- Pelo menos um implante anterior entre os caninos.

- Regiões de segundos molares bilateralmente - quando os factores de força são maiores, para proporcionar biomecânica e melhorar a propagação antero-posterior.
- Para uma forma de arco cónico - 10th implante na região pré-maxilar.

Os implantes são unidos com uma barra rígida. São colocadas 4 ou mais fixações à volta da arcada para proporcionar uma prótese retentiva e estável.

A cobertura palatina é normalmente mantida. O esquema oclusal para este efeito é a oclusão cêntrica à volta da arcada, com contacto anterior apenas quando ocorre uma excursão mandibular, a não ser que seja contrariada por uma prótese mandibular.

A sobredentadura maxilar deve ser removida antes de dormir para evitar a parafunção durante o sono. Se o doente usar sobredentaduras maxilares e mandibulares, apenas a sobredentadura mandibular tem de ser removida.

PRINCÍPIOS DE SELECÇÃO DE LIGAÇÕES[57]

Os factores dos quais depende a seleção do acessório estão listados na Tabela 1. Os doentes com reabsorção avançada do rebordo alveolar são bons candidatos para conjuntos de encaixes em barra ou telescópicos, porque estes encaixes oferecem uma estabilidade horizontal considerável. Os doentes com reabsorção mínima do rebordo alveolar são bons candidatos a parafusos prisioneiros ou conjuntos de encaixe magnético. No entanto, os ímanes fornecem a menor quantidade de retenção em comparação com os outros acessórios e perdem rapidamente a sua capacidade de retenção inicial. Os pinos são ideais para pacientes com um rebordo estreito porque, nestes casos, uma barra iria interferir com o espaço da língua. A Tabela 2 apresenta os diferentes tipos de conjuntos de attachments. As coifas telescópicas rígidas transferem a maior parte da força mastigatória para os implantes de suporte. Isto aumenta o risco de fadiga do implante e eventual fratura do implante ou dos seus componentes. Com conjuntos de fixação rígidos ou minimamente resilientes, existe uma transferência mínima de carga para o rebordo alveolar posterior. Por conseguinte, os doentes sofrem uma menor quantidade de reabsorção óssea alveolar.

TABLE 1: FACTORS OF ATTACHMENT SELECTION
Available bone
Patient's prosthetic expectations
The financial ability of the patient to cover treatment costs
Personal choice and clinical expertise of dentist
Experience and technical knowledge of the lab technicians.

TABLE 2: DIFFERENT ATTACHMENT ASSEMBLIES
Clips and bars
Studs
Magnets
Telescopic copings (rigid and non-rigid)

Considerações biomecânicas

Os factores que influenciam o design e a resiliência do conjunto de fixação estão listados na Tabela 3. Uma hipótese sugere que a barra que liga os implantes deve ser paralela ao eixo da dobradiça. Embora esta regra tenha sido seguida por muitos clínicos, nenhum estudo apoiou esta afirmação. Um estudo a longo prazo (5 anos) analisou a influência da colocação da barra paralela ao eixo da charneira nos parâmetros peri-implantares, incluindo o nível de ligação clínica.1 O resultado do tipo de retenção (ou seja, esplintada versus não esplintada) também foi avaliado. Não foram encontradas correlações significativas.

TABLE 3: FACTORS INFLUENCING THE DESIGN AND RESILIENCY OF THE ATTACHMENT ASSEMBLY
The shape of the arch Distribution of the implants in the arch Length of the implants
Degree of implant-bone interface
Distribution of the implants in the arch
Distance between the most anterior and most posterior implants

Extensão distal à barra

As extensões distais proporcionam um elevado nível de estabilidade contra as forças laterais, particularmente na mandíbula, e podem proteger o tecido de suporte da prótese das forças de carga. As extensões distais não devem ultrapassar a posição do primeiro pré-molar da prótese mandibular e não podem compensar um segmento central curto. Quando são utilizadas extensões distais, os efeitos de esplintagem dos implantes para uma melhor distribuição da força desaparecem e os padrões de força serão semelhantes aos dos implantes não esplintados.

Distribuição de carga de fixações de pinos versus uma barra

O estudo in vivo efectuado por Menicucci et al. demonstrou que as âncoras esféricas são preferíveis porque proporcionam uma melhor distribuição da carga do que as barras no osso mandibular posterior.

Stern et al, através de uma série de medições de força tridimensionais com dois implantes Straumann infra-forâmicos em pacientes totalmente edêntulos, não demonstraram diferenças de força significativas quando foram comparados diferentes conjuntos de fixação e mecanismos de retenção.

Biomecânica das sobredentaduras maxilares

Um estudo piloto realizado por Merricks-Stern et al. comparou medições in vivo repetidas de forças 3-D em implantes maxilares que suportam uma prótese fixa ou uma sobredentadura com uma ligação de barra rígida.4 Encontraram magnitudes e padrões de força comparáveis, sugerindo que, quando carregada, uma barra rígida com uma sobredentadura ligada funciona de forma semelhante a uma prótese fixa.

CONSIDERAÇÕES CIRÚRGICAS [1,116970]

O principal objetivo da cirurgia de implantes é estabelecer uma ancoragem para um implante, de modo a que uma prótese possa ser fixada na posição mais eficaz. Um planeamento pré-operatório minucioso é um pré-requisito para uma colocação cirúrgica eficaz. A sequência tradicional de recolha do historial, exame clínico, testes especiais, diagnóstico, consideração das opções de tratamento, preparação de um plano de tratamento e prestação de cuidados deve ser considerada para a cirurgia de implantes.

Os factores que determinam o curso da cirurgia de implantes são:[11,70]

1) Altura do osso:

A altura do osso disponível é medida a partir da crista da crista edêntula até aos pontos de referência opostos, como o seio maxilar ou o canal mandibular nas regiões posteriores. As regiões anteriores são limitadas pelo pavimento da cavidade nasal na maxila ou pelo bordo inferior da mandíbula. A região da eminência do canino maxilar oferece a maior altura de osso disponível na maxila, anteriormente. A região do canino inferior ou do primeiro pré-molar pode apresentar uma altura reduzida de osso disponível em comparação com a região anterior. Devido à alça anterior do canal mandibular, ele passa por baixo e segue para cima antes de sair pelo forame mental. As radiografias panorâmicas e a tomografia computorizada de feixe cónico são utilizadas para avaliar a altura de osso disponível.

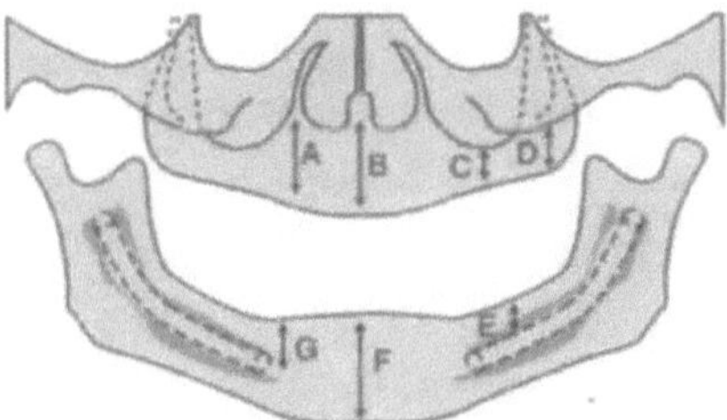

Figura 51: A altura do osso disponível é medida a partir da crista da crista edêntula até ao ponto de referência oposto. O ponto de referência oposto pode estar na região do canino maxilar (A), no assoalho da cavidade nasal (B), no seio

maxilar (C), na tuberosidade (D), na região do canino mandibular (G), na mandíbula anterior (F) ou no osso acima do canal inferior da mandíbula (E)

Largura de osso disponível:

A largura do osso disponível é medida entre as placas facial e lingual na crista do potencial local do implante. Uma vez determinada a altura disponível para os implantes, o principal critério que afecta a sobrevivência a longo prazo dos implantes endósteos é a largura do osso. É necessária uma espessura mínima de 1 mm de osso cortical vestibular e lingual à volta dos implantes. O diâmetro do implante é selecionado com base na largura do osso.

Angulação óssea disponível:

A angulação do osso alveolar segue a trajetória da raiz dos dentes. Raramente esta angulação permanece a mesma após uma perda de dentes, especialmente na região anterior do maxilar. Nesta região, os rebaixos labiais e a reabsorção após a perda de dentes obrigam a uma maior angulação dos implantes.

À medida que o processo de reabsorção progride após a perda de dentes na mandíbula anterior, o osso torna-se mais inclinado para a língua. Por conseguinte, se a angulação do implante não for feita por angulação óssea, pode resultar na perfuração da placa cortical lingual, resultando na formação de hematoma lingual devido à lesão das artérias sublingual e submental.

Para evitar a perfuração da placa cortical lingual, durante a cirurgia a mandíbula do paciente deve estar paralela ao chão e o operador deve ficar atrás do paciente, segurando a mandíbula anterior com o polegar e o indicador da mão esquerda e perfurando o osso com a mão direita. Desta forma, pode ser feito o julgamento correto sobre a angulação da broca, evitando complicações.

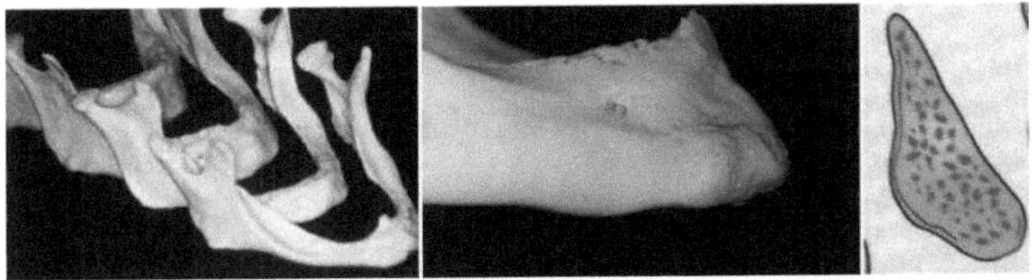

Figura52: - Alterações de reabsorção óssea numa mandíbula.

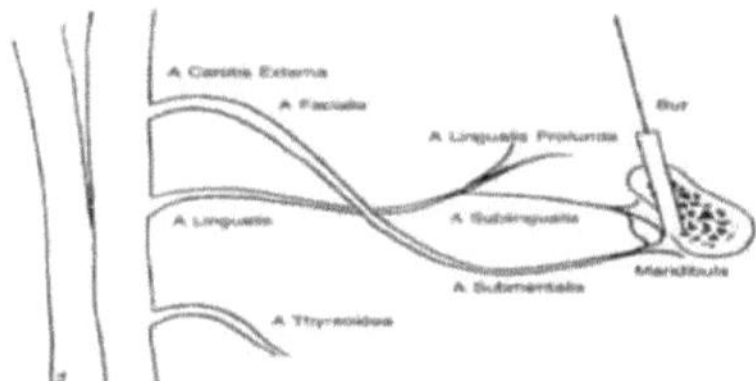

Figura 53: - perfuração da placa cortical lingual.

Qualidade dos ossos:

Para uma ancoragem segura dos implantes endósteos, é necessário não só uma quantidade adequada de osso (altura, largura, forma), mas também densidade, pelo que a qualidade do osso é importante. Um implantologista experiente reconhecerá a qualidade do osso assim que o orifício piloto tiver sido efectuado.

Misch classificou a densidade óssea em quatro grupos de densidade macroscópica:

- Osso compacto e denso.
- Osso compacto espesso, denso a poroso, com núcleo trabecular grosseiro.
- Osso compacto poroso fino com osso esponjoso de estrutura fina.
- Osso trabecular fino.

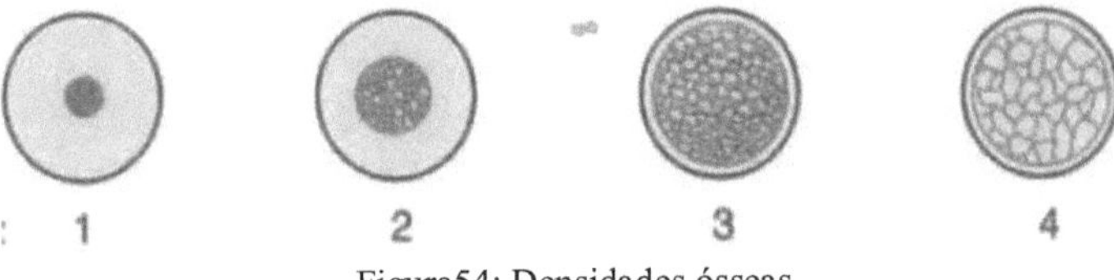

Figura54: Densidades ósseas

Os componentes compactos densos e porosos encontram-se na superfície exterior do osso, incluindo a crista de um segmento ósseo edêntulo. O osso trabecular grosseiro e fino encontra-se no interior da camada exterior do osso compacto.

O principal problema cirúrgico do osso D1 é o facto de o osso cortical denso ser mais difícil de preparar para implantes endósteos do que qualquer outra densidade óssea. A causa mais comum de insucesso dos implantes neste tipo de osso

qualidade óssea é o trauma cirúrgico resultante do sobreaquecimento do osso durante os procedimentos de colocação de implantes. O calor gerado durante uma osteotomia de implante está relacionado com a quantidade de osso que está a ser preparado, a velocidade da broca, a variação da espessura da cortical e a presença de irrigação. A qualidade do osso D1 e D2 é mais adequada para a colocação de implantes em sobredentaduras, o que oferece a vantagem da estabilidade primária dos implantes.

CONSENTIMENTO INFORMADO -

Antes de iniciar qualquer exame ou tratamento, o doente deve dar o seu consentimento informado. Os doentes devem ser cuidadosamente explicados sobre a modalidade de tratamento, as suas vantagens, desvantagens e complicações. Para a cirurgia de implantes, todos os doentes devem dar o seu consentimento escrito para efeitos médico-legais.

Condições de funcionamento:

A cirurgia de implantes deve ser efectuada em condições assépticas. Deve existir uma iluminação adequada do campo cirúrgico, com a utilização de uma lanterna de cabeça. Deve estar disponível uma sucção de grande volume e o visualizador radiográfico deve ser colocado de forma a poder ser facilmente visualizado.

Medicamentos anestésicos locais:

O padrão de ouro para a cirurgia de implantes é a lidocaína a 2% e adrenalina (1:80 000) (epinefrina). A sua dose máxima num doente saudável é de 4,4 mg por kg de peso corporal.

Preparação do paciente:

A decisão final sobre a sedação e a anestesia adequadas deve basear-se nas necessidades do doente e no grau de intervenção cirúrgica.

Preparação do doente antes da cirurgia de implantes[11,70]

Certificar-se de que o doente compreende plenamente o tratamento cirúrgico. Confirmar que o consentimento informado para o procedimento foi dado pelo doente e está documentado. Discutir os cuidados pós-operatórios com o doente. Isto é especialmente importante se for utilizada sedação. Pedir ao doente para utilizar um elixir bucal intra-oral de clorexidina a 0,2%, que também deve ser utilizado para preparar a área em redor da boca, o que diminuirá a contaminação bacteriana. Administrar anestesia local e sedação, conforme necessário. Fornecer ao doente uma cobertura para a cabeça e óculos de proteção. Aplicar um campo esterilizado com um campo completo ou um campo para a parte superior do corpo. Assegurar uma boa iluminação do local da operação.

Instrumentação:

Tal como acontece com todos os procedimentos cirúrgicos, um implantologista deve dispor dos instrumentos cirúrgicos necessários para todas as eventualidades durante a cirurgia.

Princípios da conceção da incisão[70,71]

O local, o tamanho e a forma da incisão devem ser planeados para proporcionar o melhor acesso possível e garantir o mínimo de danos a estruturas importantes. Isto também assegura um bom fecho da ferida, minimiza o risco de possíveis danos nos nervos e ajuda a visualizar defeitos, concavidades e perfurações. A reflexão do retalho é geralmente melhor efectuada com um elevador periosteal, evitando rasgar o retalho.

Uma incisão deve

- Proporcionar um bom acesso e visibilidade do local de exploração

- Proporcionam flexibilidade no posicionamento da guia cirúrgica
- Permitir a identificação de pontos de referência anatómicos importantes, por exemplo, o forame mental e o canal incisivo
- Ter bordos limpos, o que facilitará o fecho primário e optimizará a cicatrização por intenção primária
- Permitir a elevação de um retalho mucoperiosteal completo, assegurando que tem um bom fornecimento vascular, o que minimiza a cicatrização e evita o achatamento vestibular.

Procedimento com retalho versus procedimento sem retalho: [71]

A cirurgia de implantes sem retalho para pacientes edêntulos ganhou popularidade nos últimos anos e pode ser efectuada utilizando uma guia cirúrgica CBCT ou uma guia cirúrgica convencional. A vantagem óbvia da cirurgia sem retalho é a eliminação da necessidade de elevar um retalho cirurgicamente e expor o osso subjacente para colocar o implante. Este facto aumentou o conforto do doente, a aceitação do tratamento, a diminuição da dor, do inchaço e do tempo cirúrgico. As desvantagens deste procedimento incluem a sua incapacidade de ser utilizado em situações em que falta osso labial/bucal ou largura suficiente do rebordo alveolar. Para além disso, quando utilizado com um guia estereolitográfico, o tratamento é mais dispendioso. A cirurgia Flapless está contra-indicada se for necessário efetuar uma osteotomia ou um procedimento de aumento ósseo durante a colocação do implante.

	Advantages	Disadvantages
Flapless	✓ Minimal incision and less trauma ✓ Patient comfort ✓ Less bone resorption ✓ Allows for immediate loading ✓ Improved esthetics ✓ Decreased surgical time ✓ Patient perception of "minimally invasive surgery"	– Lack of surgical visibility especially near vital structures – Greater learning curve – Limited irrigation to osteotomy – Limited hard/soft tissue manipulation
Flap	✓ Surgical visibility enhanced ✓ Allows for bone and soft tissue re-contouring ✓ Increased surgical control for osteotomy site selection	– Greater surgical exposure required – Increased postoperative sequelae – Delayed recovery time – Reduced blood supply after flap – Patient perception of "more invasive surgery" – Increased surgical time

Comparação de procedimentos cirúrgicos de implantes de sobredentadura com retalho versus sem retalho.

Preparação do local do implante:[66,70]

Princípios gerais: -

O procedimento tem como objetivo proporcionar uma aproximação estreita do osso à superfície do implante e alcançar uma estabilidade primária para evitar micro-movimentos do implante e minimizar o risco de falha da osteointegração. A produção de calor excessivo, que pode causar a morte dos osteócitos, pode ser minimizada através da utilização de brocas afiadas, de uma técnica de perfuração intermitente e da utilização profusa de irrigação salina. A técnica de perfuração é extremamente importante, principalmente quando se trabalha em osso denso, como por exemplo, a região sinfisária da mandíbula.

Equipamento de perfuração - A maioria dos sistemas de implantes fornece uma unidade de perfuração com definições de velocidade e binário variáveis; no entanto, estão disponíveis unidades de perfuração que não são específicas do dispositivo. O local da osteotomia é geralmente preparado a 1500 rpm para evitar o sobreaquecimento. Após a preparação do local, é efectuada a inserção do implante. O binário de inserção varia consoante os diferentes sistemas.

Stent para sobredentadura de implante:[72,73,74]

O stent permite o planeamento do tratamento protético para a colocação cirúrgica de implantes para suportar a sobredentadura. Envolve o fabrico em laboratório de uma réplica em resina acrílica transparente da prótese, incorporando sais de bário, guta-percha ou rolamentos metálicos colocados no local proposto para a colocação do implante. Zargar NM demonstrou a técnica que utiliza rolamentos metálicos para a colocação de implantes na região interforaminal da mandíbula com a ajuda de um stent radiográfico que foi inicialmente utilizado para determinar a posição dos forames mentais numa radiografia panorâmica e, em seguida, o mesmo stent foi utilizado como uma férula cirúrgica para a colocação de implantes. Os rolamentos metálicos de 5 mm de tamanho ajudam na avaliação da distorção, se presente. Assim, minimizando os erros radiográficos.

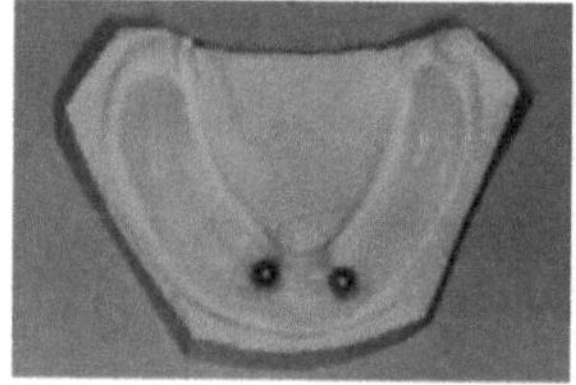 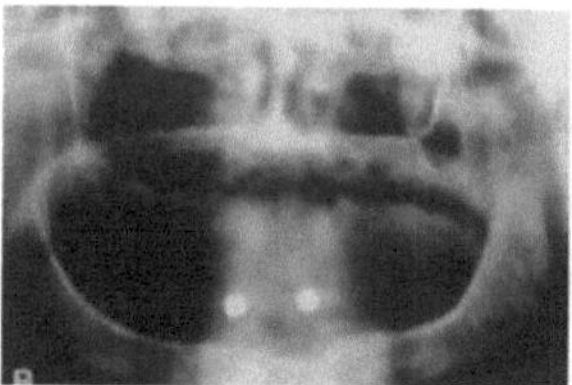

Figura 55: Utilização de rolamentos metálicos para posicionamento de implantes na região interforaminal na mandíbula. A guia cirúrgica de CBCT ou a guia cirúrgica convencional podem ser utilizadas para a colocação do implante.

Sequência de perfuração:[66,70]

O retalho é levantado e a guia cirúrgica é posicionada. Pode ser utilizado um lápis cirúrgico esterilizado para marcar a posição e a direção dos implantes no osso. O local inicial é então preparado com uma pequena broca redonda.

Irrigação: - interna ou externa

O objetivo da irrigação é: Evitar o aumento da temperatura da broca, que sobreaquece o osso e pode causar necrose do osso; Lavar continuamente as lascas de osso e manter as brocas livres de detritos. Os fabricantes fornecem vários sistemas de perfuração com a possibilidade de fornecer irrigação interna ou externa, ou ambas, ao local da operação. Ambos os sistemas utilizados corretamente proporcionam um arrefecimento adequado. No entanto, com as brocas arrefecidas internamente, as probabilidades de infeção são maiores, uma vez que a superfície exterior da broca permanece seca

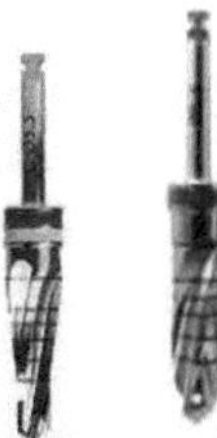

Figura56: Brocas de irrigação externa e interna

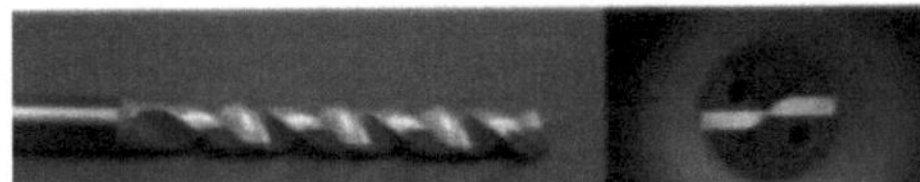

Figura57: berbequins arrefecidos internamente

As brocas arrefecidas internamente têm um canal central, que se abre perto da extremidade da broca, enquanto as brocas arrefecidas externamente têm ferramentas de irrigação separadas. As brocas arrefecidas internamente fornecem irrigação na interface osso-broca, baixando a temperatura do osso. No entanto, as brocas arrefecidas externamente fornecem irrigação na parte exterior do osso. À medida que a profundidade da broca aumenta, as brocas arrefecidas internamente são vantajosas para baixar a temperatura do osso. Para baixar a temperatura na interface osso-broca, é indicada a utilização sequencial de brocas. Se for necessário preparar uma osteotomia de tamanho 4,3, é indicada a utilização sequencial de brocas de 2, 3,5 e 4,3 mm em vez de uma única broca de 4.

3mm. Geralmente, a maioria dos sistemas de implantes fornece uma gama de brocas, o que permite o alargamento gradual do local da osteotomia, a orientação correta do implante e a prevenção do sobreaquecimento e da preparação excessiva do local. As brocas variam em comprimento e diâmetro, correspondendo às dimensões dos implantes. O diâmetro da última broca a ser utilizada é geralmente ligeiramente inferior ao do implante. Isto permite uma boa estabilidade inicial da fixação. Em osso muito denso, pode ser necessário perfurar o osso para garantir a facilidade de inserção do implante. Forçar um implante numa osteotomia apertada pode resultar na geração de calor excessivo, na incapacidade de assentar totalmente o implante e na fratura óssea. Como recomendação geral, sempre que possível, os implantes devem ser inseridos de forma a encaixarem em duas placas corticais para facilitar uma melhor ancoragem primária do implante. Ao trabalhar na mandíbula anterior, podem surgir complicações cirúrgicas devido à perfuração da placa cortical lingual, devido a uma angulação incorrecta da broca, o que resulta na formação de um hematoma lingual. Por conseguinte, a angulação do osso deve ser considerada na mandíbula anterior, durante a perfuração no osso. **Complicações comuns durante a cirurgia de implantes:**[11]

- Dispositivos com hemorragia devido à perfuração da placa cortical lingual na mandíbula, resultando na formação de hematoma

- Infeção precoce que ocorre no prazo de uma semana após a cirurgia devido a contaminação bacteriana durante a inserção do implante

- Fratura da mandíbula durante a reabilitação de mandíbulas reabsorvidas, normalmente com 10 mm ou menos de altura óssea, devido à concentração de tensões no local do implante.

- Complicações cirúrgicas diversas, como a deglutição e a aspiração de implantes/cirurgias.

CONSIDERAÇÕES PROTÉTICAS[11]

Os componentes protéticos cuidadosamente planeados resultarão na manutenção da eficiência funcional e no mínimo de complicações. Em contrapartida, uma carga excessiva pode levar à perda óssea e/ou à falha do componente.

Análise do espaço:

O espaço de restauração é um espaço tridimensional que está disponível para acomodar várias partes da sobredentadura e do seu sistema de fixação. Este espaço é rodeado bucolingualmente pela bochecha, lábios e língua, e verticalmente pela crista edêntula e pelo plano oclusal da futura sobredentadura. Por conseguinte, deve ser apreciado nas dimensões vertical e horizontal e deve ser avaliado o espaço para a fixação, a superestrutura, o acrílico e os dentes da prótese. Se este espaço for insuficiente, o resultado é afetado negativamente e a falha mecânica da prótese é uma possibilidade. A exigência estética da restauração final é significativamente influenciada pelo espaço de restauração disponível, bem como pelo sistema de fixação selecionado. Quando o espaço vertical é limitado, a utilização de um encaixe em barra pode violar o espaço inter-oclusal para acomodar a restauração, o que resulta num resultado estético inferior da sobredentadura, bem como pode levar a outras complicações que surgem como resultado deste erro. Nestes casos, são preferidos os attachments com um perfil baixo, como os attachments localizadores. Normalmente, é necessário um mínimo de 12 mm de espaço vertical de restauração desde a crista da crista até ao bordo incisal com o sistema de barras

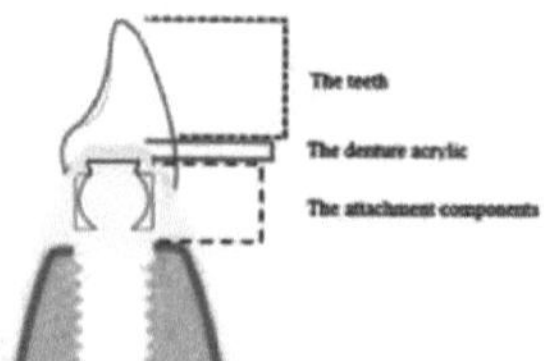

Figura58: espaço vertical de restauração para vários componentes da

sobredentadura

Os critérios de seleção do sistema de fixação são os seguintes: [11,67]

Osso disponível: Quando o rebordo residual alveolar está severamente reabsorvido, um encaixe de barra proporciona uma melhor estabilidade horizontal e a maioria das cargas oclusais são dissipadas através dos implantes de suporte. No entanto, o risco potencial de falha mecânica do implante ou dos seus componentes é uma preocupação se não for apreciado um número, tamanho e comprimento adequados dos implantes. Por outro lado, quando a reabsorção óssea é mínima, podem ser utilizados encaixes individuais, como um Locator, uma bola ou um íman. Neste caso, a prótese é principalmente suportada por tecidos e os encaixes podem ser utilizados apenas para reter a prótese.

A forma da arcada dentária: Quando o rebordo alveolar residual é estreito e tem uma forma em V, não é recomendada a utilização de dois implantes esplintados porque a barra pode invadir o espaço da língua e interferir com a função e a fala.

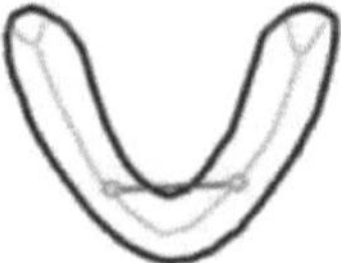

Figura 59: arcada em forma de V com dois implantes esplintados com uma barra.

Se a barra for colocada mais labialmente, pode interferir com o lábio inferior e também afetar a estabilidade da prótese, podendo prejudicar o resultado estético. Por conseguinte, os attachments individuais são ideais para estes problemas clínicos. Os implantes com três divisões também podem ser uma boa alternativa.

Com três implantes esplintados, o risco biomecânico pode ser aumentado, particularmente quando os implantes são curtos e estreitos. Nesta situação, a prótese deve ser suportada por implantes e tecidos, sempre que possível.

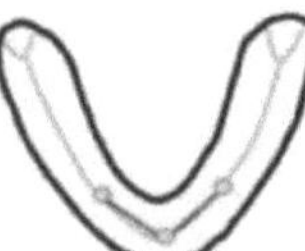

Figura 60: Arcada em forma de V com três implantes esplintados com uma barra de fixação.

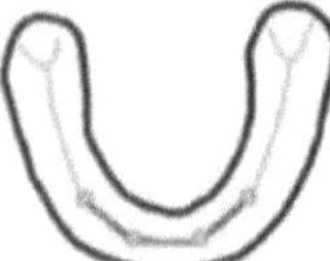

Figura 61: Arco em forma de U com quatro implantes esplintados com uma barra de fixação.

Uma crista residual em forma de U com osso adequado permite a colocação de quatro implantes que são ligados com três segmentos de barra. No entanto, as distâncias inter-implantares devem ser suficientemente largas para acomodar a barra e os clips para melhorar a retenção. A distância entre os implantes mais anteriores e o implante mais posterior (extensão anteroposterior) determina a extensão do cantilever, se necessário.

Angulação do implante: Existe um consenso geral de que, quando são utilizados encaixes individuais (não plintados), como um encaixe em bola, os implantes devem ser colocados paralelamente uns aos outros para obter a melhor retenção e reduzir a taxa de desgaste das matrizes. Se tal não for possível, outras opções, como a utilização de pilares angulados ou encaixes em barra, podem constituir uma solução alternativa. Além disso, os attachments localizadores também podem constituir uma solução quando os implantes não são paralelos.

Quantidade de retenção necessária: Os attachments em barra fornecem normalmente mais retenção do que os attachments individuais. Assim, em pacientes que necessitam de retenção máxima, os attachments em barra podem preencher este requisito e representar a opção mais ideal. Uma barra que tenha vários segmentos pode ser combinada com encaixes individuais para maximizar o grau de retenção, suporte e estabilidade. Quando uma única barra é utilizada com dois implantes, o seu comprimento deve ser considerado para obter uma boa retenção e estabilidade. Neste caso, podem ser utilizados um ou dois clips para obter uma retenção óptima. Quando a barra é demasiado curta, não é possível obter estabilidade e retenção. Se a barra for demasiado comprida, pode dobrar-se quando é carregada e, consequentemente, ficar distorcida e pode partir-se.

Implantes esplintados versus implantes não esplintados:[11] Em geral, quando são utilizados dois ou mais implantes para reter uma sobredentadura, estão descritas e são amplamente utilizadas duas técnicas básicas: ligar os implantes (splinted) ou utilizá-los individualmente (non-splinted).

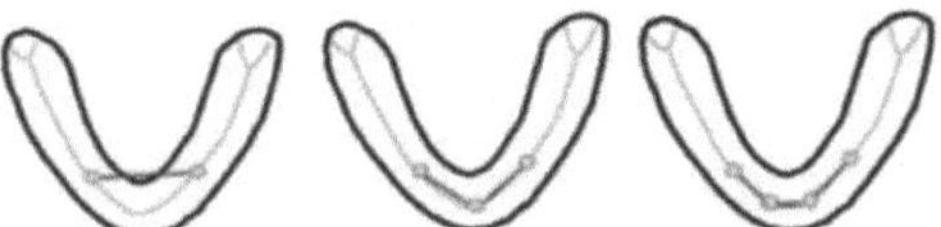

Figura 62: Anexos esplintados.

Por exemplo, dois implantes podem ser unidos com uma barra reta, o que permite o movimento vertical da prótese, pelo que tanto os implantes como a mucosa estarão envolvidos na dissipação das forças oclusais[5,15].

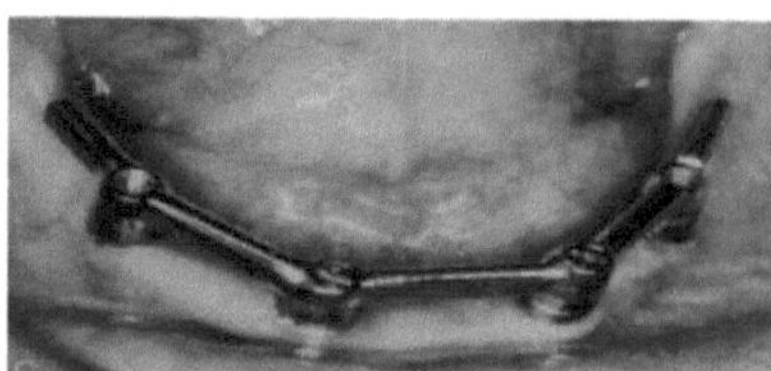

Figura63: dois/três implantes esplintados com uma barra de fixação.

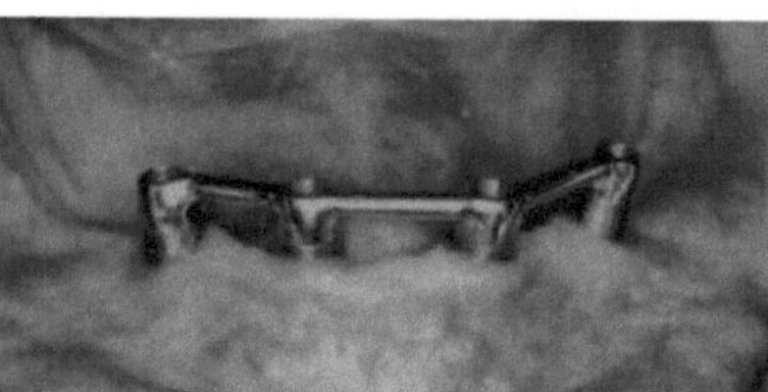

Figura 64: Quatro implantes esplintados com uma barra de fixação.

Também podem ser utilizados dois implantes individualmente de forma não aplanada com um encaixe esférico, Locator, magnético ou telescópico. No entanto, a satisfação dos pacientes relativamente à retenção e estabilidade das sobredentaduras implanto-suportadas diminuiu significativamente com a utilização de dois encaixes esféricos não aplanados, enquanto a satisfação dos pacientes com encaixes de barra única e de barra tripla (dois e quatro implantes) não se alterou com o tempo.

Quando são utilizados dois implantes no fabrico de sobredentaduras, para reduzir as falhas mecânicas da prótese e/ou dos implantes, a sobredentadura deve ter um único eixo de rotação durante a função. Esta rotação permitirá que o rebordo alveolar participe na dissipação das cargas oclusais. Este desenho requer que a base da prótese seja alargada de forma semelhante, como no caso de uma prótese completa convencional. Isto permite uma área máxima de tecido para suportar a prótese.

Sobredentaduras retidas por um único implante:[75] Numa tentativa de simplificar a técnica, mantendo a estabilidade da prótese, a retenção, o conforto e a satisfação do doente, pode ser utilizada uma sobredentadura mandibular de implante único. É colocado apenas um implante na linha média da mandíbula com uma bola, um Locator ou um encaixe magnético. No entanto, devido ao número limitado de estudos clínicos bem controlados, é difícil tirar uma conclusão sólida relativamente à viabilidade das sobredentaduras suportadas por implantes.

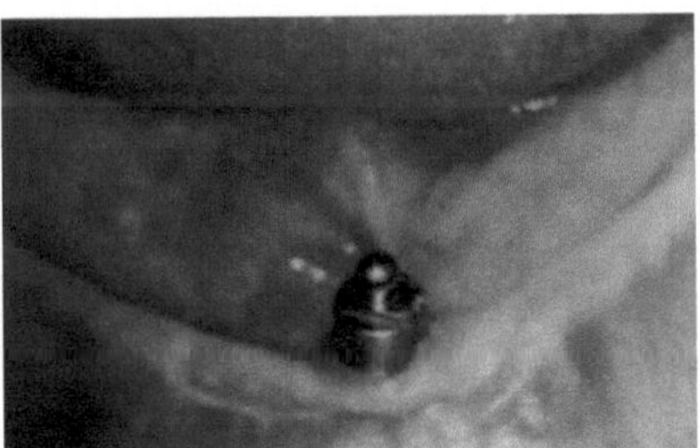

Figura65: Sobredentadura retida por implante unitário com encaixe esférico

Recursos financeiros do paciente:[75,76] O custo de fabrico dos encaixes de barra em contraste com os pilares de pino será muito mais elevado na maioria dos casos. As opções de tratamento nunca devem basear-se apenas nas finanças. A escolha dos sistemas de fixação para sobredentaduras sobre implantes deve ter em consideração os resultados a longo prazo relativos à retenção, estabilidade, complicações mecânicas e critérios de seleção relacionados com o número, a inclinação das condições protéticas dos implantes, as expectativas do doente e os recursos financeiros do doente.

Materiais de moldagem: O material de impressão utilizado deve ser fácil de misturar, exato, de presa rápida e dimensionalmente estável após a remoção da boca. Os materiais que preenchem estes critérios são os polivinil siloxanos e os poliéteres. Estes materiais estão disponíveis em várias viscosidades. Entre os materiais de moldagem monofásicos, é preferível o material de moldagem monofásico, uma vez que proporciona uma espessura uniforme do material de moldagem e uma melhor precisão dimensional em comparação com as viscosidades de corpo pesado e corpo leve. O material de moldagem de poliéter é mais rígido em comparação com o polivinil siloxano; por conseguinte, é difícil de remover das áreas de rebaixamento, pelo que as áreas de rebaixamento têm de ser bloqueadas durante a moldagem. [77] Cada técnica requer a utilização de coifas de impressão especificamente concebidas. Na técnica de moldagem por transferência, as coifas de moldagem dos implantes permanecem nos implantes depois de as moldagens serem removidas da boca. Na técnica de moldagem de implantes pickup, as coifas de impressão têm de ser desenroscadas dos implantes antes da remoção da moldeira. Estes tipos de coifas de impressão permanecem dentro das impressões depois de estas terem sido removidas da boca[78]

As moldeiras de impressão fechadas são mais susceptíveis de flexão e distorção quando assentadas com material de impressão. O protocolo de moldagem utilizado para impressões de implantes utiliza geralmente uma moldeira aberta, o que permite que o material de impressão saia mais facilmente quando sujeito a pressão hidrostática no assento da moldeira. A rigidez da moldeira personalizada não permite a distorção da impressão; no entanto, as moldeiras de stock permitem a distorção da impressão devido à sua flexibilidade[78]

Técnica de moldeira aberta:[79,80,81,82] Na consulta preliminar: É efectuada uma impressão convencional em alginato e, após o vazamento, são obtidos moldes em pedra dentária. São adaptados 3-4 mm de camada de cera sobre o molde e é fabricada uma moldeira personalizada. A janela é criada na posição correspondente dos pilares de impressão do implante numa moldeira personalizada. Na consulta seguinte: Após a remoção dos pilares de cicatrização, as coifas de impressão correspondentes são inseridas nos implantes.

Estas coifas podem ser unidas intra-oralmente para proporcionar maior rigidez e, possivelmente, maior precisão

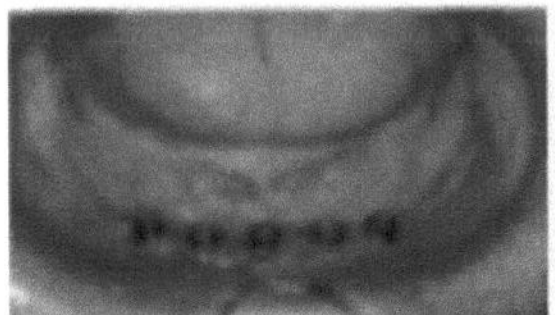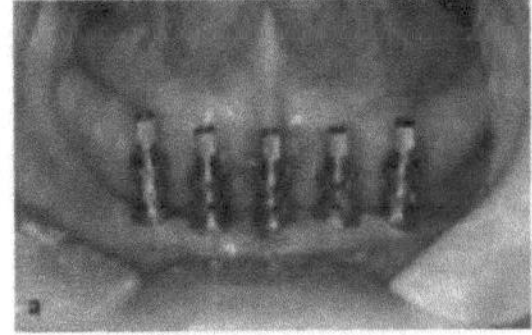

Figura66: Antes e depois da colocação das coifas de impressão

A moldeira aberta é colocada intra-oralmente de modo a que as coifas de impressão saiam ao nível da janela. Isto permite uma fácil remoção das coifas de impressão depois de a impressão ser efectuada na moldeira aberta com um material de impressão de silicone. Depois de o material de moldagem ter assentado, as coifas de moldagem são desaparafusadas e a moldagem é removida da boca juntamente com todas as coifas de moldagem no sítio. Os pilares de cicatrização são colocados nos implantes. São colocados os análogos de laboratório correspondentes e é efectuada uma moldagem com gesso dentário.

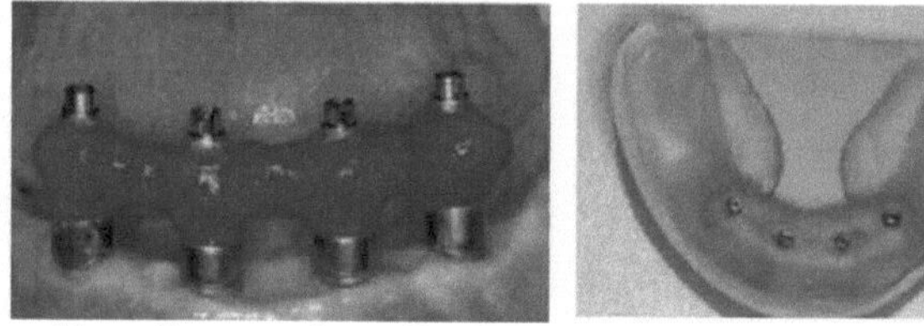

Figura67: esplintagem das coifas de impressão e fabrico da moldeira aberta

personalizada

Foi afirmado que a direção e a distribuição da força nas sobredentaduras implanto-suportadas são semelhantes às próteses parciais removíveis de extensão distal bilateral. A técnica de moldagem por pressão selectiva em duas fases, utilizando uma moldeira personalizada para overdentures implanto-suportadas, é defendida por Jannesar S et al e Uludag B et al.[80]

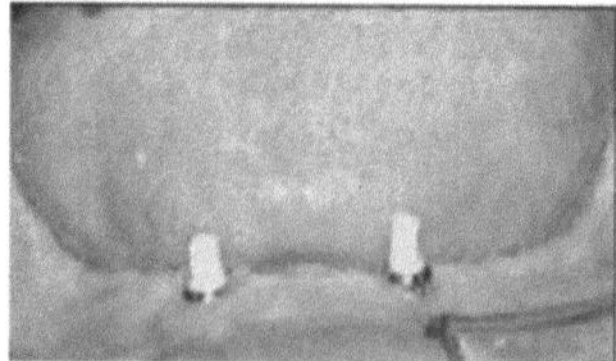

Figura 68. Pilares de diagnóstico nos implantes.

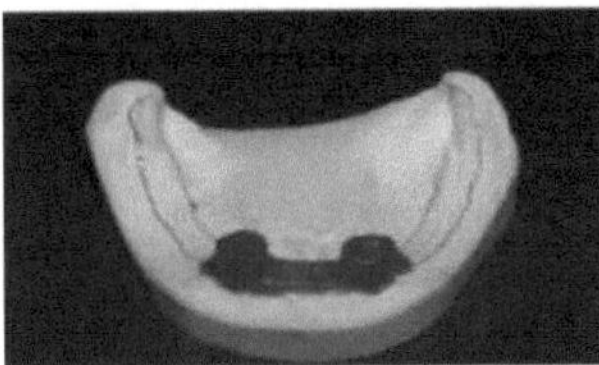

Figura 69. Pilares aliviados no molde de diagnóstico.

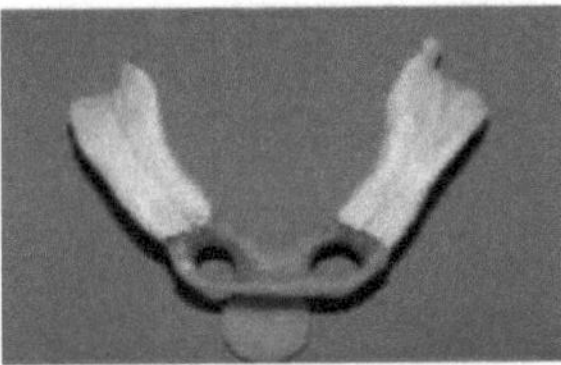

Figura 70. Moldeira personalizada na boca - nota: os orifícios na secção anterior

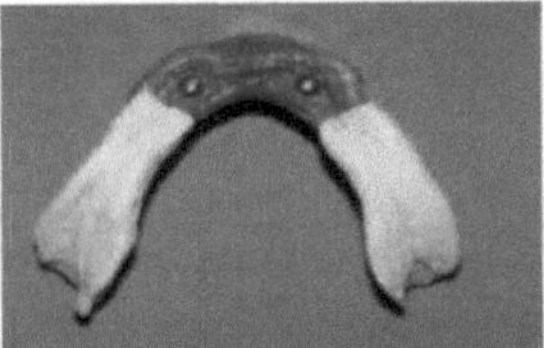

Figura 71. Impressão do primeiro estágio com pasta de óxido de zinco e eugenol.

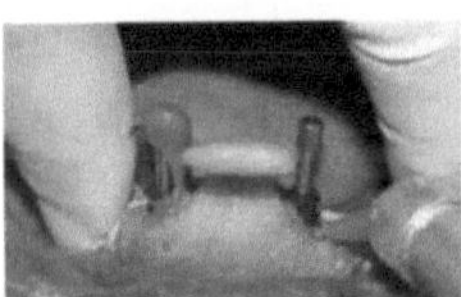

Figura 72. Injeção do segundo material de moldagem nos orifícios

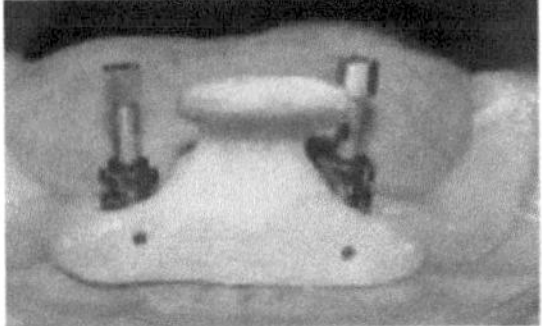

Figura 73. Impressão definitiva concluída com a técnica de pressão selecionada

Depois de remover os pilares de cicatrização, os pilares de diagnóstico são colocados nos implantes e é efectuada uma impressão preliminar com material de impressão hidrocolóide irreversível. O molde de diagnóstico com gesso dentário tipo III é vazado. O relevo é proporcionado na crista residual através da adição de uma camada fina de cera de placa de base derretida, exceto nas áreas de tensão primária. Uma ou duas camadas de cera de placa de base nos pilares para manter o espaço para o material de moldagem elastomérico. É fabricada uma moldeira de impressão personalizada com resina acrílica autopolimerizável. Utiliza-se uma broca de carboneto para fazer orifícios na parte anterior da moldeira para injeção do material de impressão elastomérico. A moldeira personalizada é experimentada intra-oralmente e a moldagem do bordo é efectuada distalmente aos pilares utilizando um composto de moldagem de baixa fusão e a moldagem é feita utilizando pasta de óxido de zinco eugenol. Qualquer excesso de material que se estenda para a região do pilar é removido. O material de moldagem elastomérico é injetado através dos orifícios para fazer a moldagem dos pilares enquanto se aplica pressão com os dedos na porção distal da moldeira. Isto irá registar o tecido mole do rebordo residual sob pressão e os pilares na sua posição anatómica.

Outro procedimento de moldagem em duas etapas é defendido por **Gregory B et al**[84] Após a moldagem convencional, é injetada uma resina acrílica autopolimerizável ou uma resina fotopolimerizável à volta das coifas. Assim, as coifas são mantidas rigidamente pela moldeira quando a impressão é removida

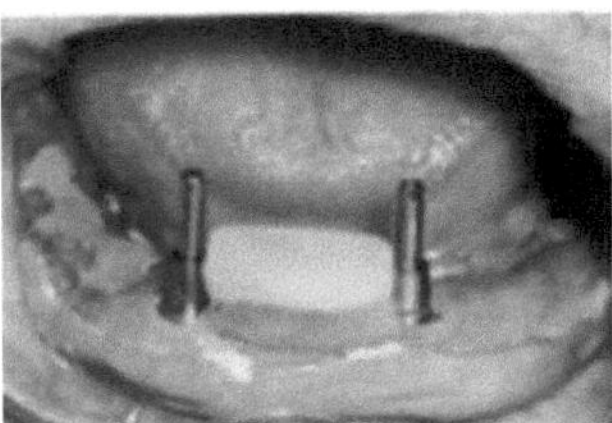

Figura 74. Vista intra-oral das coifas de impressão sobre implantes em sítios de caninos mandibulares.

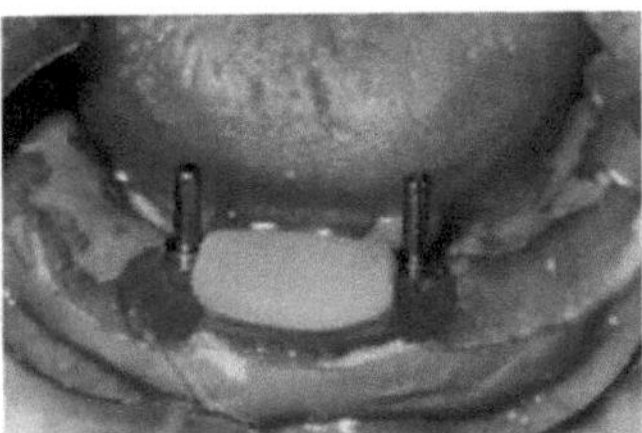

Figura 75. Assentamento da moldeira de impressão sobre as coifas de impressão.

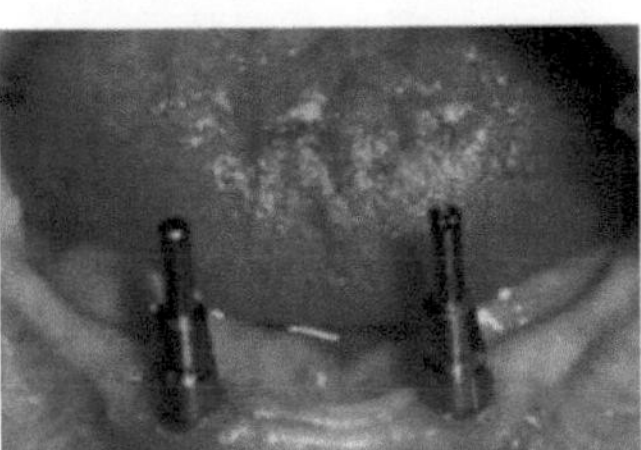

Figura 76. Coifas de impressão fixadas à moldeira através de resina autopolimerizável.

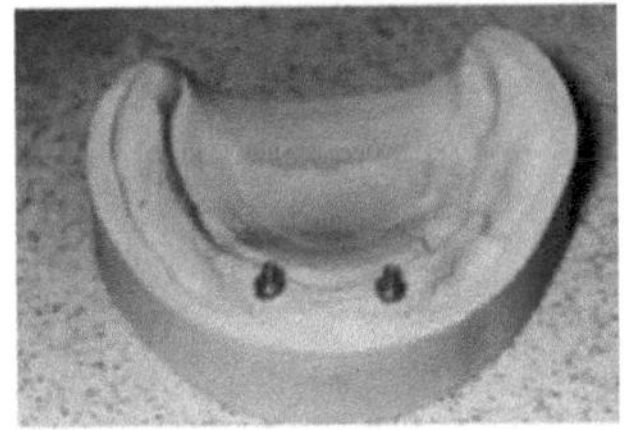

Figura 77. Molde mestre concluído.

Tabuleiro aberto versus tabuleiro fechado: [78,79,82,85]

A técnica de moldagem com moldeira fechada é geralmente mais simples e mais

91

rápida, mas envolve o reposicionamento das coifas de moldagem, o que pode introduzir potenciais imprecisões Uma revisão sistemática das técnicas de moldagem mostrou que, em situações em que existem dois ou menos implantes, não havia diferença entre uma abordagem com moldeira aberta e com moldeira fechada. Contudo, se existirem três ou mais implantes, as impressões parecem ser mais exactas com uma técnica de moldeira aberta. Uma técnica de moldeira aberta é especificamente indicada quando os implantes são divergentes, uma vez que pode ser difícil remover uma impressão de moldeira fechada nestas situações.

Esplintagem de coifas de impressão:[86,87,88,89]

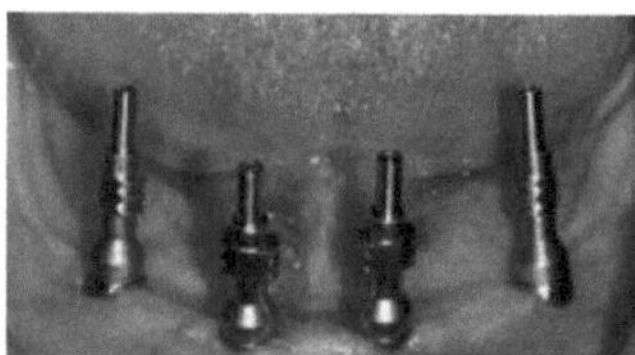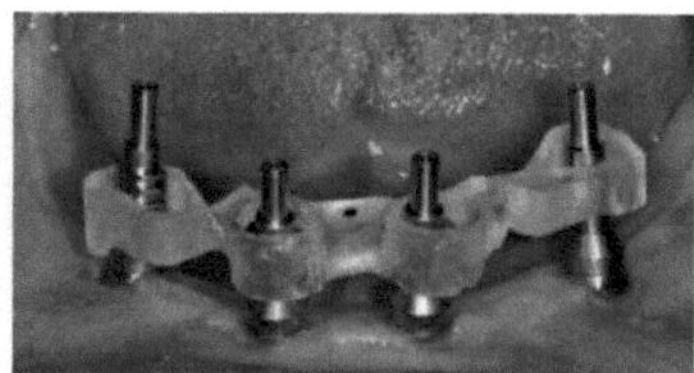

Figura78: Coifa de impressão esplintada.

Vários autores sugeriram a esplintagem das coifas de impressão para melhorar a precisão da impressão. A esplintagem pode ser efectuada com resina acrílica, resina padrão, resina fotopolimerizável ou gesso dentário. A resina acrílica ou a resina padrão são mais frequentemente utilizadas para esplintar as coifas de impressão. Pode ser utilizado fio dentário ou fio ortodôntico para ligar as coifas de impressão.

Ensaio de verificação de gabarito[90,91]

Quando se pretende ligar vários implantes, é boa prática verificar a exatidão do modelo de trabalho, antes de construir superestruturas dispendiosas, com um gabarito de verificação. Um gabarito de verificação consiste em cilindros de titânio que são aparafusados às réplicas dos implantes no modelo e ligados com resina acrílica. Tem-se o cuidado de assegurar que este gabarito se encaixa passivamente no modelo e que não existem espaços entre os cilindros de titânio e as réplicas de implantes. O gabarito de verificação é então experimentado intra-oralmente, para verificar a exatidão do modelo. Deve ter-se o cuidado de verificar se os cilindros de titânio assentam completa e passivamente na cabeça de fixação. O ajuste do dispositivo de verificação pode ser verificado pelo teste de parafuso de Sheffield e as radiografias são obrigatórias.

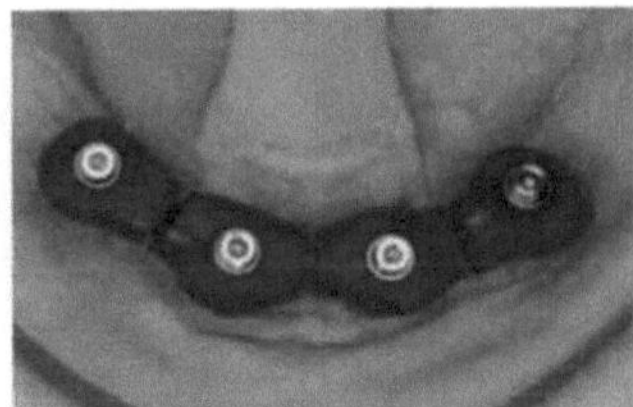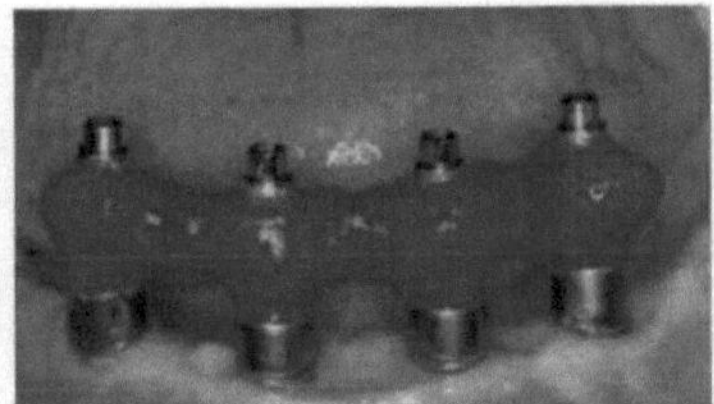

Figura 79: Ensaio de verificação intraoralmente

Um gabarito mal ajustado indica uma discrepância entre as posições dos implantes intra-oralmente e no modelo. Se esta situação ocorrer, o gabarito terá de ser seccionado com o disco fino e reparado intra-oralmente com resina de cura a frio. A posição do implante pode então ser apanhada no gabarito e o modelo mestre pode ser modificado em conformidade. Em alternativa, a impressão pode ser repetida. Para minimizar as imprecisões, recomenda-se a repetição da impressão.

Registo da relação de mandíbulas:[11,70]

As bases de registo são fabricadas sobre o molde mestre, após o bloqueio do pilar com cera de modelação. Nestas bases de registo são fabricados aros oclusais em cera para registar as relações maxilares. A orientação do maxilar é registada com um arco facial, que é transferido para o articulador semi-ajustável, e o molde do maxilar é fixado no articulador. São efectuados registos interoclusais para registar as relações cêntricas e é montado um molde mandibular no articulador utilizando estes registos. Durante o registo da relação mandibular, são avaliadas a dimensão vertical, o apoio labial e a fonética. A plenitude labial ajudará a decidir as extensões da flange da prótese. A seleção dos dentes deve ser efectuada durante a fase de relação da mandíbula.

Prova:[11,69]

Durante as consultas de prova, devem ser avaliadas as relações dos maxilares, o suporte labial, a estética, a fonética, a disposição dos dentes e as extensões da prótese.

Considerações oclusais:[11,91,92]

Um implante dentário está sujeito a forças mecânicas devido à carga colocada na prótese. As sobredentaduras suportadas por implantes acomodam melhor as forças de compressão, enquanto as forças de cisalhamento e de tração tendem a perturbar a interface do implante. Devem ser considerados dois tipos principais de carga: força axial e força de flexão. A força axial é mais favorável porque distribui a tensão por todo o implante. Se o osso for de boa qualidade e os implantes tiverem um comprimento suficiente, podem ser colocados encaixes sobre implantes individuais sem a utilização de uma barra de imobilização. Uma sobredentadura de implante depende dos implantes e da mucosa para suportar a carga oclusal. Esta prótese requer a utilização de um número suficiente de implantes para acomodar a carga que é colocada na sobredentadura. Devem ser considerados dois tipos principais de carga: força axial e força de flexão. A força axial é mais favorável porque distribui a tensão por todo o implante. Se o osso for de boa qualidade e os implantes tiverem um comprimento suficiente, podem ser colocados attachments sobre implantes individuais sem a utilização de uma barra de imobilização. Uma sobredentadura de implante depende dos implantes e da mucosa para suportar a carga oclusal. Esta prótese requer a utilização de um número suficiente de implantes para acomodar a carga que é colocada na sobredentadura. Estão disponíveis materiais de resina composta melhorados que se desgastam menos do que o acrílico e são muito semelhantes ao esmalte. No entanto, o potencial de fratura a longo prazo destes materiais em implantes ainda não foi estabelecido

Esquema oclusal:[92] -

O objetivo de qualquer procedimento protético deve incluir o estabelecimento de uma oclusão funcional. A oclusão deve distribuir as forças uniformemente entre os implantes. A dimensão vertical da oclusão deve ser compatibilizada com um espaço de restauração e avaliada cuidadosamente. É necessário um espaço interarcos adequado para acomodar a prótese e permitir uma higiene adequada. Para as sobredentaduras sobre implantes, sugere-se uma oclusão equilibrada com um contacto simultâneo de 3 pontos entre os lados funcional e não funcional. Um esquema de oclusão equilibrado pode ser desenvolvido com qualquer um dos vários tipos de cúspides de dentes artificiais com uma curva de compensação. Se houver reabsorção mandibular, deve ser desenvolvido um esquema de oclusão do tipo plano. Isso é conseguido com o uso de dentes de 0 grau. Um tipo de oclusão lingualizada é preferível para eliminar ou reduzir o stress lateral. Uma oclusão lingualizada também pode ser conseguida através da utilização de dentes com cúspide na arcada maxilar e dentes de 0 grau na mandíbula. A oclusão escolhida para as próteses completas implanto-suportadas deve ser equilibrada, assegurando que não há interferência com os movimentos da mandíbula em posições excêntricas. A vantagem desta oclusão é que a penetração do bolo alimentar é efectuada com menos força oclusal e melhor estabilidade da prótese durante a função. A oclusão equilibrada lingualizada é avaliada intra-oralmente durante a fase de prova. As cúspides linguais maxilares devem contactar os dentes mandibulares em oclusão cêntrica. As cúspides linguais maxilares devem permanecer em contacto no lado de trabalho. Isto ajuda a reduzir o movimento lateral da prótese inferior, colocando as forças oclusais no centro dos dentes mandibulares. No lado de equilíbrio, as cúspides linguais maxilares devem contactar as cúspides vestibulares mandibulares da mesma forma que as disposições oclusais anatómicas. O passo seguinte é a conceção e o fabrico da estrutura.[11,94] Existe uma variedade de desenhos de barras pré-fabricadas. No entanto, devido à falta de adaptação exacta da base da prótese à superestrutura da barra, a rotação e o movimento lateral da prótese são inevitáveis. A maquinação por descarga eléctrica (EDM) e a erosão por faísca podem ser utilizadas para melhorar o ajuste da estrutura da sobredentadura, mas este procedimento é dispendioso e sensível à técnica.[95] As barras fresadas têm sido sugeridas como uma alternativa menos dispendiosa à maquinação por descarga eléctrica. Ao contrário das barras pré-fabricadas, uma barra fabricada à medida pode ser fresada com precisão para desenvolver planos-guia que permitam uma adaptação exacta da base da prótese à barra fresada, proporcionando estabilidade e resistência contra forças de rotação e laterais.

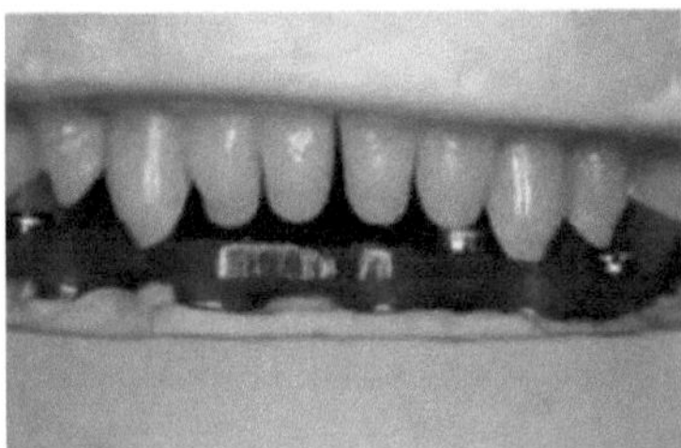

Figura 80: Desenho do padrão de barras

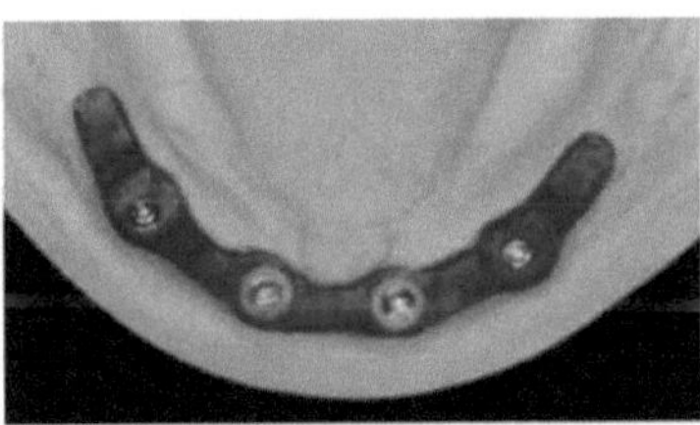

Figura81: padrão de barras fixado no molde principal

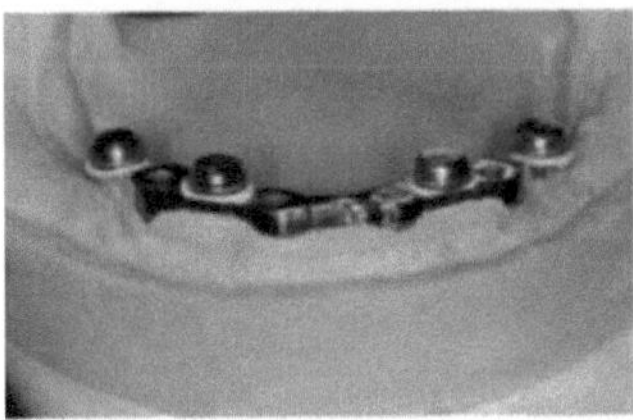

Figura82: Barra processada completa fixada ao molde principal para processamento

Um padrão de barra adequadamente concebido é fixado ao molde e é utilizado um índice de silicone oclusal para verificar a relação da barra com as flanges da prótese e os dentes. O padrão de barra é espalhado, investido e a fundição é efectuada. Depois de desinstalar e limpar a fundição, os sprues são removidos e examinados sob ampliação para detetar irregularidades na fundição, que devem ser removidas, e a barra é acabada e polida.[11]

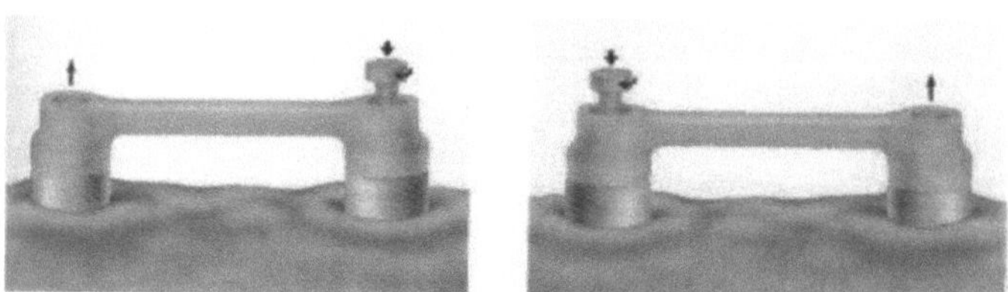

Figura 83: Teste para verificar o ajuste passivo da estrutura

O ajuste da restauração é então verificado utilizando um teste de parafuso único e radiografias.[96] A barra é assente no molde mestre; os cortes inferiores são bloqueados com pedra dentária. A superfície da barra deve ser exposta para permitir uma adaptação exacta do acrílico da prótese à barra. O enceramento da prótese é efectuado de acordo com a forma final. A dentadura é então moldada e processada em resina acrílica polimerizada a quente. O acabamento e o polimento da prótese são efectuados utilizando procedimentos laboratoriais adequados.[11]

Outro método de incorporação da barra de fixação na sobredentadura é referido por Sadig WM.[97]

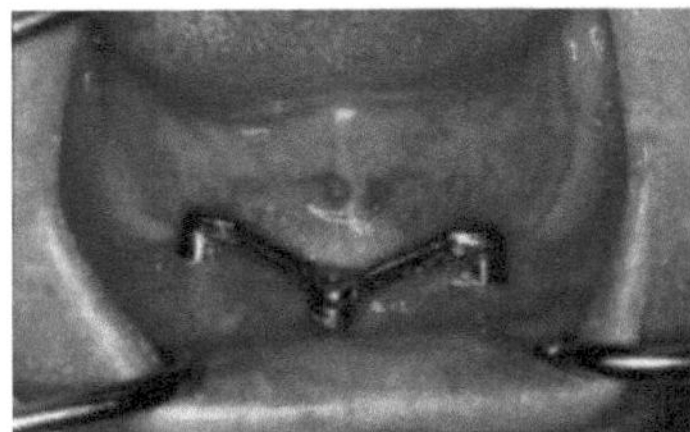

Figura. 84. Barra Hadar aparafusada ao pilar após fundição, acabamento e polimento.

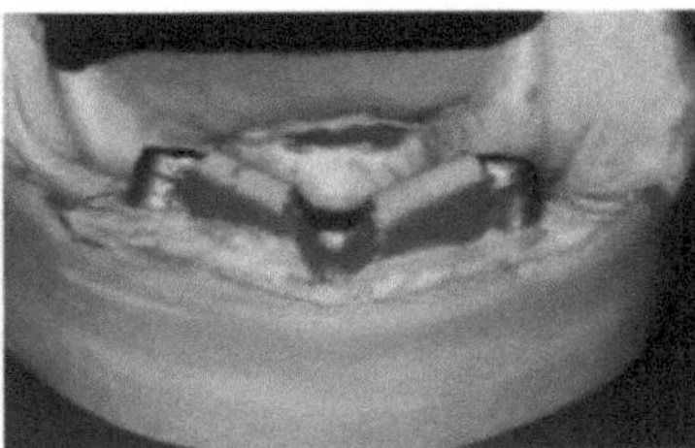

Figura 85. Colocação dos grampos com todos os cortes inferiores bloqueados.

O espaçador de cera é adaptado a toda a superfície da barra, apenas os clipes são deixados expostos.

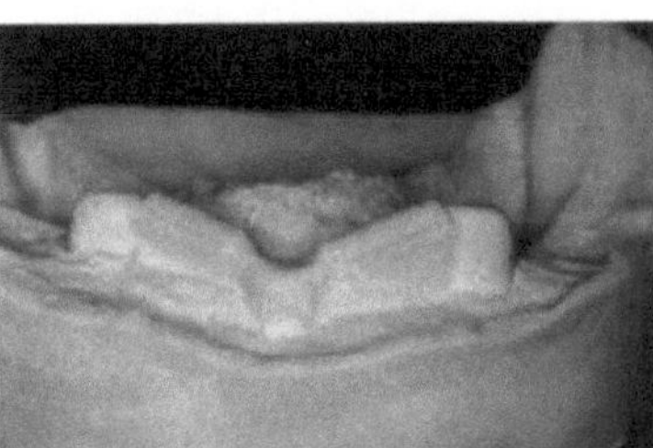

Figura 86. Molde mestre duplicado em revestimento refratário

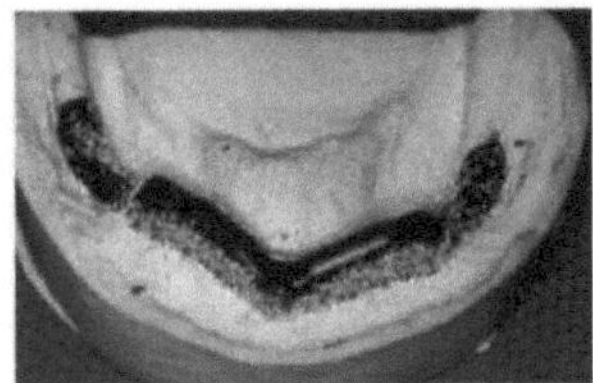

Figura 87. O padrão de cera da superestrutura metálica com esferas de resina

retentiva aplicadas.

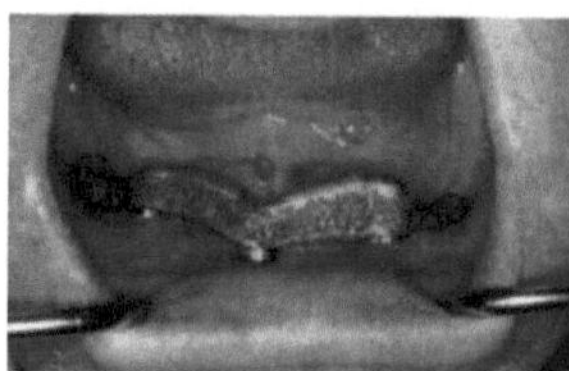

Figura 88. Clips firmemente encaixados nos receptáculos da superestrutura metálica com uma ferramenta de encaixe.

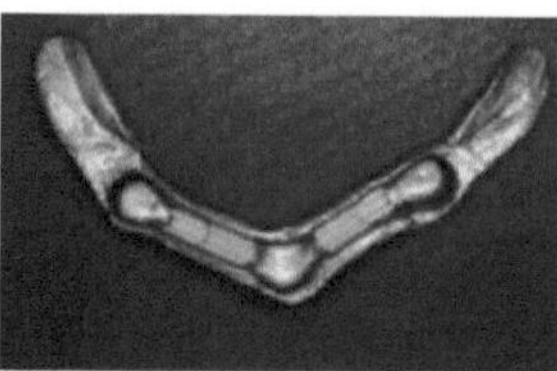

Figura 89. Superestrutura assentada numa posição para verificar a retenção e a orientação

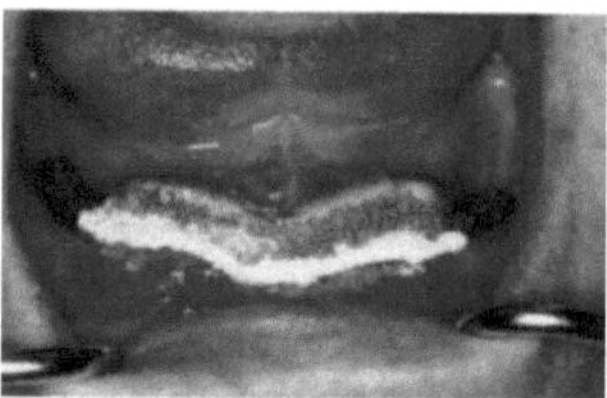

Figura 90. bloquear os cortes inferiores abaixo da superestrutura metálica.

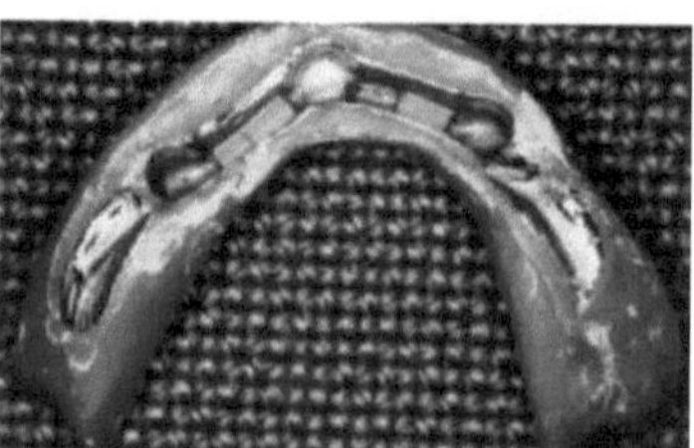

Figura 91. Vista do lado dos tecidos da sobredentadura após a recolha clínica da

superestrutura metálica

Inserção:[11,98]

Os pilares de cicatrização são removidos e a prótese definitiva é inserida intra-oralmente e as extensões são verificadas. A sobredentadura deve ser estável e retentiva. A oclusão é avaliada para o esquema oclusal equilibrado bilateral lingualizado. São dadas instruções pós-inserção ao paciente para manter a saúde dos tecidos moles peri-implantares à volta dos pilares e da estrutura. A oclusão da sobredentadura final processada deve ser avaliada no procedimento de remontagem laboratório a laboratório. Devem ser eliminadas as interferências no estabelecimento de uma oclusão equilibrada lingualizada. Depois disso, a sobredentadura deve ser inserida intra-oralmente e as interferências são marcadas com a ajuda de papel de articulação que é colocado em ambos os lados simultaneamente. Primeiro, verificam-se os contactos na oclusão cêntrica e as interferências são removidas com uma pequena broca redonda; depois, verificam-se as interferências nos contactos excêntricos e corrigem-se. O desgaste seletivo deve ser feito apenas nos dentes mandibulares, para que os contactos de equilíbrio lateral e a dimensão vertical da oclusão não sejam alterados

FASE DE MANUTENÇÃO

O consenso de muitos estudos é que as necessidades de manutenção são maiores durante o primeiro ano de serviço e estão relacionadas com a alteração do contorno e a reparação da matriz ou patrix. Persiste a controvérsia sobre se o desenho da barra ou da bola requer mais manutenção. O desgaste ou fratura da cabeça de fixação da bola parece ser menos frequente do que o das barras de liga de ouro. Num estudo multicêntrico de 5 anos, a substituição dos O-rings foi registada em 50% dos doentes, normalmente no primeiro ano. Os ajustes dos grampos e as fracturas ocorreram em 62% e 33% dos doentes, respetivamente. Quanto mais curto for o segmento da barra, maior é a probabilidade de o clip se soltar na resina acrílica.[99]

Manutenção da higiene dos implantes:[11,99,100,101]

- Os bisturis metálicos devem ser evitados. Deve ser defendida a utilização de scalers de nylon, plástico, carbono ou resina, concebidos especificamente para a limpeza em redor de implantes.

  A mobilidade deve ser verificada em cada visita, se possível

- Os índices de placa, cálculo e hemorragia devem ser avaliados em cada consulta.

- O doente deve ser aconselhado a manter a higiene oral com escova interdental e colutório de clorexidina.

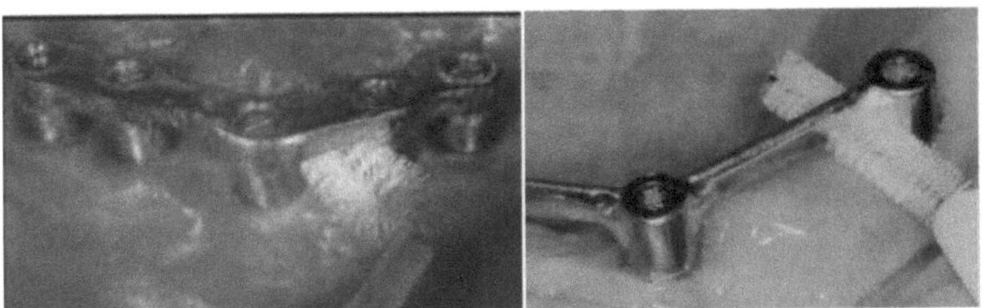
Figura 92: Utilização de uma escova com tufos para limpar o acessório da barra

Controlo da placa:

A higiene adequada é fundamental, uma vez que a falta de higiene está relacionada com a perda óssea marginal. A manutenção da higiene é fastidiosa e requer um esforço considerável. Cada doente pode não precisar de todos os aparelhos, mas os aparelhos são selecionados para satisfazer as necessidades específicas do doente. Devemos ajudar a avaliar e selecionar os dispositivos que melhor se adequam às necessidades individuais. As escovas de dentes estão disponíveis numa variedade de tamanhos, formas e texturas. Uma escova de dentes de cerdas macias é uma ajuda eficaz para limpar áreas facilmente acessíveis do pilar e/ou da prótese.

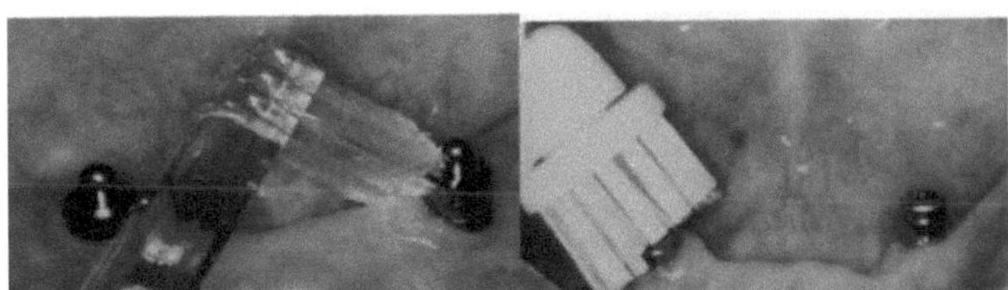
Figura93: utilização de uma escova para limpar os acessórios esféricos

A manutenção da higiene dos pilares para as sobredentaduras pode variar consoante o desenho do acessório. Pode ser prescrita uma solução de clorexidina como enxaguamento, mas esta tem possíveis efeitos secundários que devem ser observados antes da utilização de rotina. Os efeitos adversos incluem uma possível coloração dos dentes e/ou próteses, a possibilidade de aumento da formação de cálculos e uma possível alteração na perceção do sabor. Outros enxaguamentos incluem água salgada e elixires que ajudam a reduzir a acumulação de placa bacteriana. O principal objetivo ao utilizar qualquer dispositivo mecânico ou enxaguamento especial é a manutenção de uma superfície do pilar exposta limpa e sem placa bacteriana. A prótese pode ser removida e limpa com um aparelho de limpeza ultrassónico. Alguns pacientes têm uma tendência natural para a acumulação de cálculos e estes pacientes requerem a utilização de dispositivos adicionais. Nas consultas de revisão, os pilares podem ser limpos com uma tampa profiláctica muito macia. A pasta profiláctica e substâncias semelhantes devem ser evitadas, uma vez que os seus abrasivos danificam as superfícies de titânio.

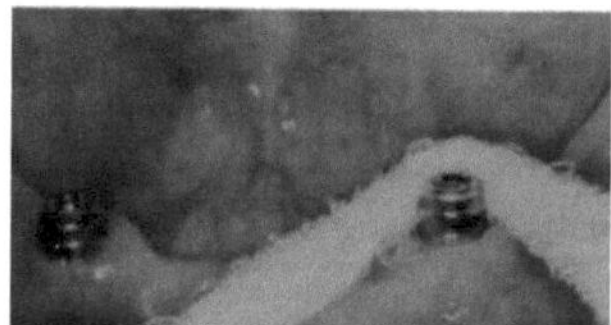

Figura94: utilização de gaze para controlo da placa bacteriana

Recolha periódica:[11,100,101]

O calendário de recolha é de 1 mês, 3 meses, 6 meses e 12 meses após a entrega da prótese. Após o primeiro ano, a revisão é anual e, em seguida, um calendário mínimo de revisão é aos 3, 5, 7 e 12 anos, para monitorizar a integridade da prótese, o controlo da placa bacteriana e a análise radiográfica que monitoriza os níveis ósseos. Nas consultas de revisão devem ser incluídos os seguintes elementos:

1) Exame oral

Questionar o doente sobre qualquer anomalia, desconforto ou problemas protésicos. Quaisquer hábitos anormais, como o bruxismo, devem ser verificados e monitorizados. Se o doente tiver bruxismo, pode observar-se o desgaste dos dentes protéticos. Estes doentes devem ser instruídos no sentido de remover a sobredentadura durante a noite. Verificar o estado de manutenção da higiene, a formação de bolsas anormais, a hemorragia gengival e o estado dos tecidos peri-implantares. A oclusão deve ser verificada e as instruções de controlo da placa bacteriana devem ser reforçadas.

2) Exame radiográfico:

Verificar a densidade óssea nos locais de fixação e monitorizar a perda óssea marginal. Com uma boa radiografia, a perda óssea marginal é medida utilizando as roscas de fixação como referência; as roscas são maquinadas em intervalos de 0,5 mm. Além disso, verifique o ajuste entre o pilar e o dispositivo de fixação e verifique se existem fracturas no implante. Após o primeiro ano, a perda óssea estimada por ano é inferior a 0,05-0,1 mm e oferece um prognóstico previsível a longo prazo. Ao fim de um ou dois anos, pode ser necessário um novo revestimento das sobredentaduras na área em redor dos implantes com um revestimento macio permanente curado a quente, que permite uma distribuição uniforme da carga oclusal. São efectuadas radiografias periapicais ou radiografias digitais (RVG) no momento da ligação do pilar e da inserção da prótese; são efectuadas radiografias de acompanhamento na revisão de 1, 3, 5, 7, 10, 15 e 20 anos. Após a revisão de 20 anos, as radiografias são efectuadas de cinco em cinco anos. Se existir algum problema, pode ser efectuada uma radiografia para ajudar a avaliar a situação.

COMPLICAÇÃO

As complicações nas próteses suportadas por implantes podem ser divididas em[102]

:

a. complicações biológicas associadas aos tecidos pré-implantares (mucosa e/ou osso) b. complicações de hardware associadas ao implante e/ou componentes protéticos.

Complicações biológicas

Nesta categoria de complicações, é necessário diferenciar entre mucosite peri-implantar (não envolvendo perda óssea peri-implantar) e peri-implantite (envolvendo perda óssea crestal peri-implantar progressiva).

Na fase de mucosite, a doença pode ser considerada reversível.

É necessário adotar medidas adequadas, tais como uma higiene oral diligente, desbridamento mecânico com anti-sépticos e/ou alteração dos contornos da prótese, para evitar uma maior progressão da doença.

Estas incluem mucosa queratinizada e volume ósseo suficientes no local do implante, distância adequada entre implantes, posicionamento correto do implante a três dimensões (3D) e conceção de uma prótese com capacidade de limpeza adequada. As soluções de restauração que permitem medidas de higiene, como as sobredentaduras, podem ser preferidas em alguns pacientes às soluções fixas. A higiene assume maior importância na conceção das próteses (fig. 95)

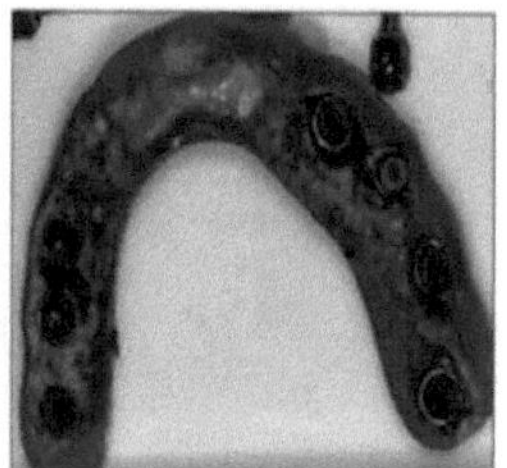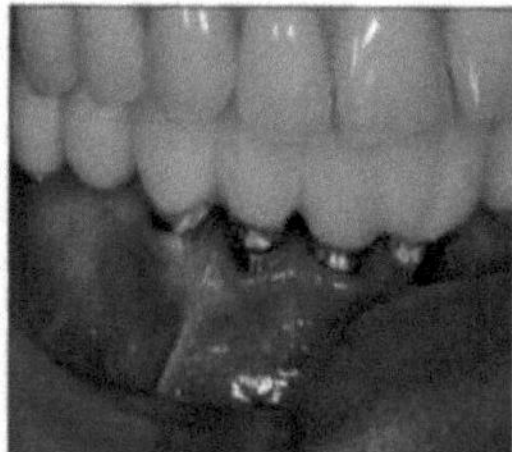

figura 95

Quando uma força é produzida numa prótese de implante, tem de ser transmitida através da estrutura da prótese e ao longo do corpo do implante para finalmente se dissipar no osso.

As trabéculas ósseas que alojam o implante desempenham o papel de dissipação de tensões, criando uma rede 3D dentro da arquitetura óssea.

A prótese será, portanto, tão forte quanto o seu elo mais fraco. É necessário compreendê-los e analisar os problemas a diferentes níveis.

Em certos casos, o elo mais fraco pode ser o material de revestimento, enquanto noutros, pode ser um parafuso do pilar que mantém tudo unido.

O objetivo da prótese sobre implantes é conceber este elo mais fraco de forma a ser suficientemente forte e resistente para gerir as forças de oclusão.

Complicações do hardware sob os seguintes títulos:[102]

a. Fratura de implantes

b. Interface entre o corpo do implante e o pilar

c. Parafuso do pilar

d. Corpo do pilar

e. Interface entre o pilar e a reconstrução

f Sistemas de fixação para sobredentaduras

g. A reconstrução protésica

Sistemas de fixação para sobredentaduras

As sobredentaduras com implantes podem ser de dois tipos:

a. Aqueles que obtêm a retenção principalmente dos implantes

b. Aqueles que obtêm retenção, estabilidade e suporte dos implantes.

A primeira é conhecida como sobredentadura implanto-suportada e requer um menor número de implantes. No entanto, a prótese não pode ser sem palato, uma vez que a cobertura de tecido fornece um suporte crucial. Estes tipos de sobredentaduras podem ser esplintadas ou não esplintadas na mandíbula com 2-4 implantes. A prótese implanto-suportada necessita de uma boa anatomia da crista posterior para ser bem sucedida. No entanto, no maxilar, a esplintagem dos implantes utilizados no tratamento de sobredentaduras é importante, uma vez que o osso é mais macio e as forças nem sempre são exercidas ao longo do eixo dos implantes.

É necessário um mínimo de quatro implantes para o maxilar. Esta última é conhecida como sobredentadura implanto-suportada e requer um maior número de implantes para encaixar as próteses de forma rígida, não permitindo assim muito movimento das próteses. Estes tipos de sobredentaduras são feitos nos casos em que o paciente tem osso suficiente, mas não pode ser feita uma restauração fixa por razões de higiene ou económicas.

Com uma anatomia deficiente da crista posterior, é necessário colocar um número adequado de implantes para suportar e reter a prótese. No maxilar superior, estas próteses podem não ter cobertura palatina, se necessário. As próteses podem ter flanges mínimas, se necessário, aumentando o conforto. Uma vez que uma pequena área de retenção é responsável pela função da arcada completa, as sobredentaduras de todos os tipos necessitam de uma manutenção considerável, independentemente do sistema de fixação ou do número de implantes.

As complicações mais comuns são o desgaste das inserções e dos acessórios, que leva ao afrouxamento da prótese. As peças desgastadas têm de ser substituídas regularmente e o seu desgaste depende da força das arcadas opostas, bem como do apoio dos tecidos.

O médico deve esforçar-se por colocar os implantes paralelos uns aos outros para otimizar a retenção derivada de implantes não aplanados.

A mucosite e a hiperplasia peri-implantares relacionadas com as ferragens não são invulgares e podem exigir a seleção de alturas de colo adequadas para ultrapassar o problema.

Finalmente, é importante ultrapassar a quebra da prótese devido ao enfraquecimento e à fadiga, fabricando próteses de base metálica sempre que possível.

A reconstrução protética dos dentes definitivos que são fabricados para os pacientes passa por várias complicações.

As próteses têm dois componentes principais que incluem a estrutura e o material de revestimento.[103]

O problema mais comum encontrado na reconstrução protética é a fratura do material de revestimento, que pode ser uma resina ou cerâmica.

A segunda complicação é a quebra do material da estrutura. Os ajustes oclusais das próteses devem ser feitos de modo a que haja contactos uniformes de igual intensidade em ambos os lados e o envelope mastigatório do doente deve ser respeitado.

RESUMO

Os pacientes completamente edêntulos encontram mais dificuldades na adaptação a próteses completas, o problema surge particularmente com as próteses mandibulares devido à falta de retenção, estabilidade e suporte. A prótese total já não é considerada a primeira opção de tratamento para a arcada mandibular completamente desdentada. Duas sobredentaduras suportadas por implantes são consideradas o padrão de tratamento para o mesmo. O plano de tratamento ideal baseia-se nas necessidades e desejos do paciente e na melhor opção de tratamento possível. Nem todos os pacientes devem ser tratados com o mesmo tipo ou desenho de sobredentadura. Um conhecimento alargado, uma seleção adequada do doente, uma melhor compreensão psicológica, um planeamento protético pré-cirúrgico adequado e uma excelente base biomecânica são os principais componentes para conseguir um desenho de sobredentadura adequado. As sobredentaduras sobre implantes são suportadas ou retidas pelos implantes através de vários sistemas de fixação. Existe uma vasta gama de attachments disponíveis no mercado, que são pré-fabricados ou feitos à medida. A seleção dos encaixes varia de paciente para paciente, com base no número e na posição dos implantes, no espaço de restauração disponível, na manutenção dos tecidos moles e nos implantes, que são essenciais para um melhor prognóstico do tratamento com sobredentaduras sobre implantes

CONCLUSÃO

A utilização de implantes osseointegrados como base para a substituição protética de dentes em falta tem-se generalizado nas últimas décadas. As sobredentaduras suportadas por implantes oferecem melhor estabilidade, suporte, retenção, melhor função e aceitação por parte do paciente. A prótese total já não é considerada a melhor opção de tratamento para a arcada mandibular; no entanto, a sobredentadura sobre implantes é uma melhor opção de tratamento. Através da seleção adequada dos sistemas de fixação, com base nos critérios do doente, podem ser alcançados resultados de tratamento bem sucedidos. Nos últimos anos, surgiu o conceito de sobredentadura de implante único, que proporciona opções de tratamento mais económicas, embora não existam ensaios clínicos bem controlados para avaliar os resultados do tratamento. Por conseguinte, duas sobredentaduras implanto-suportadas para a arcada edêntula mandibular são consideradas o padrão de tratamento.

REFERÊNCIAS

1. Tallgren A. A redução contínua dos rebordos alveolares residuais em utilizadores de próteses completas: um estudo longitudinal misto que abrange 25 anos. J Prosthet Dent. 1972; 27(2):120-32.

2. Preiskel H. Overdentures Made Easy: A Guide to Implant and Root Supported Prostheses (Sobredentaduras fáceis: um guia para próteses suportadas por implantes e raízes). Londres: Quintessence; 1996. P. 212-32.

3. Morrow RM, Feldmann EE, Rudd KD, Trovillion HM. Dentaduras completas suportadas por dentes: uma abordagem à prótese dentária preventiva. J Prosthet Dent. 1969; 21(5):513-22.

4. Lord J, Teel S. The Overdenture. Dent Clin North Am 1969; 13(4):871-8l.

5. Toolson LB, TaylorTD. A ten-year Report of a longitudinal recall Ofoverdenture patients. J Prosthet Dent. 1989; 62(2):179-81.

6. Mericske-Stem R. Overdentures com raízes ou implantes para pacientes idosos: uma comparação. J Prosthet Dent. 1994;72(5):543-50.

7. A declaração de consenso da McGill sobre sobredentaduras. Quintessence Int. 2003; 34(l):78-9.

8. Dantas Ide S, Souza MB, Morais MH, Carreiro Ada F, Barbosa GA. Taxas de sucesso e sobrevivência de overdentures mandibulares suportadas por dois ou quatro implantes: uma revisão sistemática. Braz Oral Res. 2014; 28:74-80.

9. Kern JS, Kern T, Wolfart S, Heussen N. Uma revisão sistemática e meta-análise de próteses removíveis e fixas suportadas por implantes em maxilares edêntulos: perda de implantes pós-carregamento. Clin Oral Implants Res. 2015;27: 174-195.

10. Barao VAR, Assunsao WG, et al. Análise de elementos finitos para comparar próteses totais e overdentures implanto-suportadas com diferentes sistemas de fixação. J Craniofac Surg 2009;20(4):1066-1071. DOI: 10.1097/SCS.0b013e3181abb395

11. Carl E. Misch. Próteses de implantes dentários. 2nd Ed.Elsevier Mosby;2005.

12. Schmitt A., Zarb GA. A noção de overdentures suportadas por implantes. J Prosthet Dent. 1998; 79(l):60-65.

13. Yamada H., Gorin V., Marinello F., Rosen A., Russo P. Overdentures suportadas por implantes: O Padrão de Cuidados para Pacientes Edêntulos. PeriodontaletterSummer.

14. Feine JS, Carlsson GE, Awad MA, Chehade A, Duncan WJ, Gizani S, Head T, Heydecke G, Lund JP, McEntee M, Mericske-Stern R, Mojon P, MoraisJA, Naert I, PayneAG, PenrodJ, StokerGT$_7$ Tawse-Smith A, Taylor TD, Thomason JM, Thomson WM, Wismeijer D.

15. A declaração de consenso da McGill sobre sobredentaduras. Overdentures mandibulares de dois implantes como padrão de primeira escolha para pacientes edêntulos. Gerodontologia. 2002 Jul;19(l):3-4. PMID: 12164236.

16. Gray D, Patel J. Overdentures suportadas por implantes, parte 1. Br DentJ. 2021 Jul;231(2):94-100. Doi: 10.1038/s41415-021-3224-4. Epub 2021Jul 23. Pmid: 34302089.

17. Van Steenberghe D, Quirynen M, Calberson L, Demanet M. Uma avaliação prospetiva do destino de 697 fixações intra-orais consecutivas e da Branemark moderna na reabilitação do edentulismo. J Head Neck Pathol 1987; 6:53-8.

18. Mericske-Stern R, Steinlin Schaffner T, Marti P, Geering AH. Aspectos da mucosa peri-implantar das sobredentaduras de suporte de implantes ITI. Um estudo longitudinal de cinco anos. Clin Oral Implants Res. 1994; 5:918.

19. Blair FM, Wassell RW. Um estudo dos métodos de desinfeção de moldes dentários utilizados em hospitais dentários no Reino Unido. Br Dent J 1996; 180:369 - 375

20. Ercoli C, Graser GN, Tallents RH, Hagan ME. Procedimento alternativo para fazer uma estrutura metálica supra numa sobredentadura suportada por implante de barra fresada. J Prosthet Dentl998; 80:253-8.

21. Matthews JT, Chaffee Nancy, Minsley G, Felton D, Cooper C. Resolução da sobredentadura do implante de uma relação esquelética de classe II do paciente edêntulo: Um relatório clínico. J Prosthet Dent 1999; 82: 257-262

22. William, Alvin, Thomas, Ansgar. Fabrico de uma superestrutura de duas peças para uma

prótese completa mandibular fixa destacável suportada por implantes. J Prosthet Dent 2000; 84: 205 - 209

23. Wee AG. Comparação de materiais de impressão para impressões diretas de múltiplos implantes. J Prosthet Dent 2000; 83: 323-331

24. Herbt, J. C. Nel, H. Dipdent, C. H. Drissen, P. J. Becker. Avaliação da precisão da impressão para superestruturas suportadas por implantes osseointegrados. J Prosthet Dent 2000; 83: 555 -561.

25. Dumbrigue HB, Gurun DC, Javid NS. Barras de resina acrílica pré-fabricadas para esplintar copings de transferência de implantes. J Prosthet Dent 2000; 84: 108-110

26. Rodrigues AHC. Reforço metálico de overdentures mandibulares implanto-suportadas. J Prosthet Dent 2000; 83: 511 - 513

27. Duncan JP, Freilich MA, Latvis CJ. Estrutura de compósito reforçado com fibra para sobredentadura suportada por implante. J Prosthet Dent 2000; 84: 200 - 204.

28. Sadowsky SJ. Overdentures mandibulares implanto-retidas: uma revisão da literatura. J Prosthet Dent. 2001; 86(5):468-73.

29. Daovdi F, Setchell DJ, Searson JL. Uma investigação laboratorial da exatidão de duas técnicas de moldagem para implantes de um só dente. Int J Prosthodont 2001; 14: 152 - 158.

30. Williams BH, Ochiai GT, Hoho S, Nishimura R, Caputo AA. Retenção de barras de overdenture de implantes maxilares de diferentes desenhos. J Prosthet Dent 2001; 86: 603 - 607.

31. Choy E, Reimer D. Processamento laboratorial de encaixes para overdentures suportadas por implantes. J Prosthet Dent 2001; 85: 516 - 519.

32. Ku YC, Shen YF, Chang YM. Moldagem de uma sobredentadura com encaixes ERA antes da recolha. J Prosthet Dent 2002; 87: 695.

33. Chaves LG, Alarcon EK. Uma técnica simplificada para bloquear os cortes inferiores durante a fixação direta da matriz da sobredentadura. J Prosthet Dent 2002; 88: 111.

34. Proussaefs P. Um padrão de cera de diagnóstico maxilar aparafusado e suportado por implantes. J Prosthet Dent 2002; 87: 403 -406.

35. Vigolo P, Majzoub, Cordioli G. Comparação in vitro da exatidão do molde mestre para a substituição de implantes num único dente. J Prosthet Dent 2000; 83: 562 - 566.

36. Burns J, Palmer R, Howe L, Wilson R. Exatidão das impressões de implantes em moldeira aberta: Uma comparação in vitro de moldeiras de stock versus moldeiras personalizadas. J Prosthet Dent 2003; 89:250 - 255

37. Sadig WM. Uma técnica especial para a incorporação de um attachment com uma sobredentadura de implante. J Prosthet Dent 2003; 89: 93 - 96.

38. Celik G, Uludag B. Análise da tensão fotoelástica de vários mecanismos de retenção em overdentures mandibulares retidas por 3 implantes. O Jornal de Dentisteria Protética. 2007 Abr l;97(4):229-35.

39. Ibrahim AM, Radi IA. O efeito de dois tipos de attachments nas alterações da altura óssea em torno de implantes divergentes que retêm próteses mandibulares. Cairo DentJ. 2009;25(2):181-9.

40. Cakarer S, Can T, Yaltirik M, Keskin C. Complicações associadas aos encaixes bola, barra e Locator para overdentures suportadas por implantes.

41. Savadi RC, Goyal C. Estudo da biomecânica de um implante de forma de raiz com revestimento poroso utilizando um acessório de sobredentadura: A 3D FEA. J Indian Prosthodont Soc. 2010 Sep;10(3):168-75

42. Hong HR, Pae A, Kim Y, Paek J, Kim HS, Kwon KR. Efeito da posição, angulação e altura de fixação do implante na tensão óssea peri-implantar associada a sobredentaduras de dois implantes mandibulares: uma análise de elementos finitos. Jornal Internacional de Implantes Orais e Maxilofaciais. 2012 Oct 1;27(5).

43. Ozan O, Ramoglu S. Efeito das diferenças de altura dos implantes em diferentes tipos de fixação e osso peri-implantar em sobredentaduras de dois implantes mandibulares: Estudo de elementos finitos 3D. Jornal de Implantologia Oral. 2015 Jun;41(3): e50-9.

44. S. Bedi, R. Thomas, R. Shah, D.S. Mehta, O efeito da inclinação da cúspide na distribuição da

tensão e no deslocamento do implante em diferentes qualidades ósseas para um implante dentário único: um estudo de elementos finitos, Int. J. Oral Health Sci. (2015);5: 80-86.

45. Shastry T, Anupama NM, Shetty S, Nalinakshamma M. Um estudo comparativo in vitro para avaliar a retenção de diferentes sistemas de fixação utilizados em sobredentaduras retidas por implantes. J Indian Prosthodont Soc. 2016 Abr-Jun;16(2):159-66.

46. Reda KM, El-Torky IR, El-Gendy MN. Medição da força de retenção in vitro para três sistemas de fixação diferentes para overdenture retida por implantes. J Indian Prosthodont Soc. 2016 Out-Dez;16(4):380-385.

47. Hasan I, Madarlis C, Keilig L, Dirk C, Weber A, Bourauel C, Heinemann F. Alterações nas forças de mordida com overdenture suportada por implantes no maxilar inferior: Uma comparação entre implantes convencionais e mini-implantes num estudo piloto. Ann Anat. 2016 Nov; 208:116-122.

48. Elsyad MA, El Ghany Kabil AA, El Mekawy N. Efeito da posição do implante e do comprimento da extensão edêntula nas tensões em torno dos implantes que auxiliam as próteses parciais de extensão distal sem clasura: Um estudo in vitro. J Oral Implantol. 2017 Abr;43(2):100-106.

49. Nogueira TE, Aguiar FMO, de Barcelos BA, Leles CR. Um estudo prospetivo de 2 anos de overdentures mandibulares de implante único: Resultados relatados pelo paciente e eventos protéticos. Clin Oral Implants Res. 2018Jun;29(6):541-550

50. Robinson D, Aguilar L, Gatti A, Abduo J, Lee PVS, Ackland D. Resposta à carga do dente natural e do implante dentário: Um estudo comparativo de biomecânica. J Adv Prosthodont. 2019 Jun;ll(3):169- 178.

51. Overdentures suportadas por implantes: parte Jaymit Patel e David Gray

52. Mirchandani B, Zhou T, Heboyan A, Yodmongkol S, Buranawat B. Aspectos biomecânicos de vários acessórios para sobredentaduras sobre implantes: Uma revisão. Polymers. 2021 Sep 24;13(19):3248.

53. Atwood DA. Perda óssea de rebordos alveolares edêntulos. J Periodontol. 1979 Abr;50(4 Spec No):ll- 21.

54. Seibert JS. Reconstrução de cristas deformadas, parcialmente edêntulas, utilizando enxertos

onlay de espessura total. Parte I. Técnica e cicatrização de feridas. Compend Contin Educ Dent. 4(5):437-53.

55. CawoodJI, Howell RA-Aclassificação dos maxilares acidentados. IntJOral MaxillofacSurg. 1988 Aug l;17(4):232-6.

56. Lekholm U, Zarb G. Seleção e preparação dos doentes. Tecido integrado
57. Próteses: Osseointegração em medicina dentária clínica. Branemark P, Zarb G, Albrektsson T, editores. Chicago: Quintessence Publishing Company; 1985. 199-209

58. Misch CE, Judy KW. Classificação de arcadas parcialmente edêntulas para implantologia. Int J Oral Implantol. 1987;4(2):7-13.

59. Meijer HJ, Raghoebar GM, Van't Hof MA, Geertman ME, Van Oort RP. Overdentures mandibulares retidas por implantes comparadas com próteses completas; um estudo de acompanhamento de 5 anos sobre aspectos clínicos e satisfação do paciente. Clin Oral Implants Res. 1999 Jun;10(3):238-44.

60. Steele JG, McCabe JF, Barnes IE. Propriedades de um revestimento de nitreto de titânio para instrumentos dentários. J Dent. 1991 Aug;19(4):226-9.

61. Bulbul M, Kesim B. O efeito dos primários na resistência de união ao cisalhamento de resinas acrílicas a diferentes tipos de metais. J Prosthet Dent.2010;103(5):303-8.

62. Prasad Dk, Prasad Da, Buch M. Seleção de sistemas de fixação no fabrico de uma sobredentadura suportada por implantes. J Dent Implant. 2014;4(2):176.

63. Doukas D, Michelinakis G, Smith PW, Barclay CW. A influência da distância inter-implante e do tipo de fixação nas caraterísticas de retenção de sobredentaduras mandibulares em 2 implantes: Valores de retenção por fadiga de 6 a 6 meses. Int J Prosthodont. 21(2):152-4.

64. Scherer MD, mcglumphy EA, Seghi RR, Campagna W V. Comparação da retenção e estabilidade de duas sobredentaduras implanto-suportadas com base na localização do implante. J Prosthet Dent. 2014 Sep;112(3):515-21.

65. Takeshita S, Kanazawa M, Minakuchi S. Análise da tensão da sobredentadura mandibular de dois implantes com diferentes sistemas de fixação. Dent MaterJ. 2011;30(6):928-34.

66. Mahajan N, Thakkur RK. Acessórios localizadores de sobredentadura para a mandíbula atrófica. Contemp Clin Dent. 2013 Oct;4(4):509-ll.

67. . Misch CE. Osso disponível, conceito cirúrgico melhorado em implantologia. In: Grupo de Estudo de Implantes do Alabama, congressxi, Birmingham, Ala. 1985.

68. Hamid Shafie, DDS* e George Obeid, DDS**PRINCÍPIOS DE SELECÇÃO DE ANEXOS PARA OVERDENTES SUPORTADOS POR IMPLANTES E O SEU IMPACTO NAS ABORDAGENS CIRÚRGICAS

69. Misch CE. Contemporary implant dentistry.2nd Ed. St Louis: Mosby; 1999.p-179

70. Handelsman M. Diretrizes cirúrgicas para a colocação de implantes dentários. British Dental Journal 2006; 201:139-152.

71. L.D. Campelo, J.R. Camara. Cirurgia de implantes sem retalho: uma análise clínica retrospetiva de 10 anos.lnt J Oral Maxillofac Implants 2002;17: 271-276.

72. Basten CH, Kois JC. A utilização de sulfato de bário para modelos de implantes. J Prosthet Dent. 1996; 76:451-4.

73. Pesun IJ, Gardner FM. Fabrico de um guia para avaliação radiográfica e colocação cirúrgica de implantes. J Prosthet Dent. 1995; 73:548-52.

74. FondriestJF, McClenahan DC. Fabrico de stents radiográficos no planeamento do tratamento com implantes. CDS Rev. 1997; 90:40-3.

75. Mahoorkar S, Bhat S, Kant R. Sobredentadura mandibular suportada por um único implante: uma revisão da literatura. J Indian Prosthodont Soc 2016; 16:75-82.

76. Naert I, Alsaadi G, Quirynen M (2004) Aspectos protéticos e satisfação do paciente com duas sobredentaduras mandibulares implanto-suportadas: um estudo clínico aleatório de 10 anos. IntJ Prosthodont 17(4): 401-410.

77. Lin CC, Ziebert GJ, Donegan SJ, Dhuru VB. Precisão dos materiais de impressão para próteses

parciais fixas de arco completo. TheJournal of Prosthetic Dentistry. 1988 Mar 1;59(3):288-91.

78. Gallucci GO, Papaspyridakos P, Ashy LM, Kim GE, Brady NJ, Weber HP, Dent M. Resultados de precisão clínica das técnicas de moldagem de implantes de moldeira fechada e moldeira aberta para pacientes parcialmente edêntulos. Jornal Internacional de Prostodontia. 2011 Sep 1;24(5).

79. Windhorn RJ, Gunnell TR. Uma técnica simples de moldagem de implantes de moldeira aberta. Journal of Prosthetic Dentistry. 2006 Sep l;96(3):220-l.

80. Uludag B, $ahin V. Uma técnica de moldagem funcional para uma sobredentadura suportada por implantes: um relatório clínico.Journal of Oral Implantology. 2006 Feb l;32(l):41-3.

81. Annaldasula SV, Yen CS. Uma revisão abrangente das técnicas de moldagem em implantologia. Revista Internacional de Investigação em Medicina Dentária. 2021;6(l):16-23

82. Nakhaei M, Madani AS, Moraditalab A, Haghi HR. Precisão tridimensional de diferentes técnicas de moldagem para implantes dentários. Revista de investigação dentária. 2015 Sep;12(5):431.

83. Lee BK, Park SH, Lee CH, Cho JH. Impressões de sobredentaduras de implantes utilizando um conceito de impressão dinâmica. O Jornal de Prótese Dentária Avançada. 2014 Feb l;6(l):66-9.

84. Gregory-Head B, Labarre E. Procedimento de moldagem de recolha em duas fases para overdentures implanto-suportadas. The Journal of Prosthetic Dentistry. 1999 Nov l;82(5):615-6.

85. Ganagamani AT. *Comparação da precisão dimensional das técnicas de moldagem com moldeira aberta e moldeira fechada durante a utilização de pilares Multi-Unit em implantes dentários* (Dissertação de doutoramento, Adhiparasakthi Dental College and Hospital, Melmaruvathur).

86. Papaspyridakos P, Lal K, White GS, Weber HP, Gallucci GO. Efeito das técnicas de moldagem com e sem esplintagem na exatidão do ajuste de próteses de implantes fixas em pacientes edêntulos: Um estudo comparativo. Jornal Internacional de Implantes Orais e Maxilofaciais.

2011 Dec 1;26(6).

87. Lee SJ, Cho SB. Exatidão de cinco técnicas de moldagem de implantes: efeito dos materiais e métodos de esplintagem. Thejournal of advanced prosthodontics. 2011 Dec l;3(4):177-85.

88. Filho HG, Mazaro JV, Vedovatto E, Assunção WG, Santos PH. Precisão das técnicas de moldagem para implantes. Parte 2 - Comparação de técnicas de esplintagem. Jornal de Prótese Dentária: Implantodontia, Estética e Reconstrutiva. 2009 Feb;18(2):172-6.

89. De Avila ED, de Matos Moraes F, Castanharo SM, Del[1] Acqua MA, de Assis Mollo Jr F. Efeito da esplintagem na precisão de duas técnicas de moldagem de implantes. Journal of Oral Implantology. 2014 Dec l;40(6):633-9.

90. Khorshid HE. O efeito de duas técnicas de moldagem diferentes na passividade do ajuste de próteses implanto-suportadas colocadas em maxilares completamente desdentados. Egyptian Dental Journal. 2018 Jul 1;64(3-julho (Dentisteria fixa, Materiais dentários, Dentisteria conservadora e Endodontia)):2697- 705.

91. Jorge E, Funkenbusch PD, Ercoli C, Moss ME, Graser GN, Tallents RH. Gabarito de verificação para próteses suportadas por implantes: Uma comparação de impressões padrão com gabaritos de verificação feitos de diferentes materiais. The Journal of Prosthetic Dentistry. 2002 Sep l;88(3):329-36.

92. Aarts JM, Payne AG, Thomson WM. Avaliação pelos pacientes de dois esquemas oclusais para overdentures sobre implantes. Dentisteria de implantes clínicos e investigação relacionada. 2008 Sep;10(3):140-56.

93. El-sadany HF, El-fattah A, Amany A, El-Mahrouky NA, Kabeel SM. O efeito de diferentes conceitos oclusais na eficiência mastigatória em sobredentaduras mandibulares suportadas por implantes. Jornal dentário Al-Azhar para raparigas. 2020 Jan l;7(l):41-8.

94. Drago C, Howell K. Conceitos para a conceção e fabrico de estruturas de implantes metálicos para próteses de implantes híbridos. Jornal de Dentisteria sobre Implantes Dentários. 2015 Sep 4:152-65.

95. Evans DB. Correção do ajuste de restaurações implanto-suportadas através de maquinação por descarga eléctrica. The Journal of Prosthetic Dentistry. 1997 Feb l;77(2):212-5.

96. Khorshid HE. O efeito de duas técnicas de moldagem diferentes na passividade do ajuste de próteses implanto-suportadas colocadas em maxilares completamente desdentados.

Egyptian Dental Journal. 2018 Jul 1;64(3-julho (Dentisteria fixa, Materiais dentários, Dentisteria conservadora e Endodontia)):2697- 705.

97. Sadig WM. Uma técnica especial para a incorporação de acessórios numa sobredentadura de implante. O Jornal de Dentisteria Protética. 2003 Jan l;89(l):93-6.

98. Prajapati P, Patel V, Brahmbhatt N, Patel V, Jivani D, Satapara P. Overdenture suportada por implantes: Um relato de caso. Revista Internacional de Ciência e Investigação. 2016;7(5):1764-8

99. Payne AG, Solomons YF. Os requisitos de manutenção protética das overdentures suportadas por implantes e mucosas mandibulares: uma revisão da literatura. International Journal of Prosthodontics. 2000 maio 1;13(3).

100. Bilhan H, Geckili O, Mumcu E, Bilmenoglu C. Requisitos de manutenção associados a overdentures de implantes mandibulares: resultados clínicos após o primeiro ano de serviço. Jornal de Implantologia Oral. 2011 Dec 1;37(6):697-704.

101. Assaf A, Daas M, Boittin A, Eid N, Postaire M. Manutenção protética de diferentes sobredentaduras de implantes mandibulares: Uma revisão sistemática. O Jornal de Prótese Dentistry. 2017 Aug 1;118(2):144-52.

102. Bragger U, Heitz-Mayfield LJA. Complicações biológicas e de hardware em Implantodontia. Guia de Tratamento ITI. Quintessence Publishing Co Ltd. Berlim 2015:8.

103. Tunkiwala A, Kher U, Bijlani P. Orientações numéricas para a seleção de próteses implanto-suportadas para pacientes completamente desdentados. Quintessência Índia 2017; 1:4

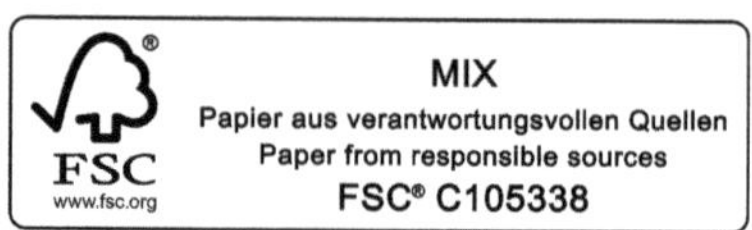

Printed by Books on Demand GmbH, Norderstedt / Germany